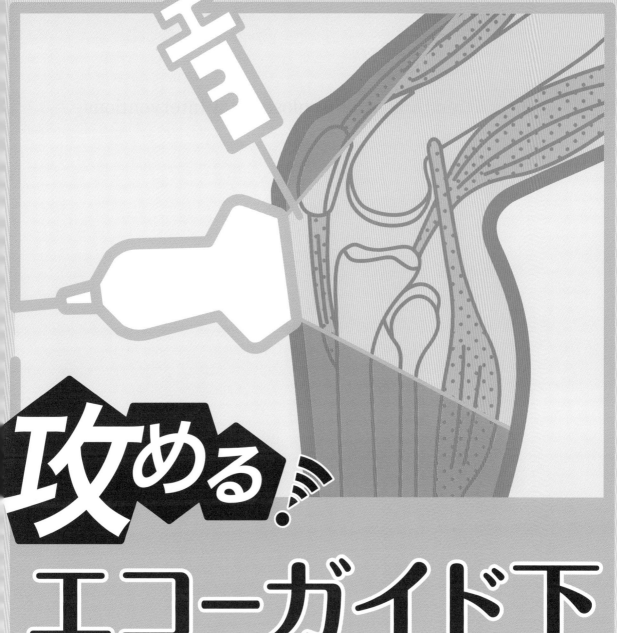

攻める！
エコーガイド下運動器治療

編著：髙橋 周（東あおば整形外科 院長）

株式会社 新興医学出版社

Ultrasound-Guided Musculoskeletal Interventions

Compiled Work
Shu TAKAHASHI

© First edition, 2019 published by
SHINKOH IGAKU SHUPPAN CO. LTD., TOKYO.
Printed & bound in Japan

編集・執筆者一覧

編集

髙橋　周　　東あおば整形外科 院長

執筆（執筆順）

髙橋　周　　東あおば整形外科 院長

服部　惣一　　亀田メディカルセンター スポーツ医学科 部長代理

宮武　和馬　　横浜市立大学附属病院 整形外科

中島　祐子　　広島大学大学院医系科学研究科 運動器超音波医学 准教授

中瀬　順介　　金沢大学 整形外科 助教

笹原　潤　　帝京大学 スポーツ医科学センター 講師

朴　基彦　　ぱくペインクリニック 院長

はじめに

●攻める！ エコーガイド下運動器治療

　「まず、レントゲン」は、運動器診療のお約束でした。骨に異常がなければ安心でしょうか？　実際には骨以外に主病変がある場合の方が圧倒的に多いはずです。単純X線写真に依存した診療スタイルでは、足首を捻って受傷した足関節痛を「足関節捻挫」、中高年の肩痛を「五十肩」と診断します。放置しても治るから心配ないのでしょうか？　肩の痛みで、何年も痛みに苦しみ、何ヵ月も眠れない患者さんが多くいます。凍結肩は、放置した場合、症状が落ち着くまで数年かかります。足関節を捻って受傷した場合、高校生では90％以上が靱帯損傷ですし、小学生では約80％が単純X線写真では診断できない裂離骨折です。初期に適切に外固定されなかったために不安定感が残って手術になる患者さんがたくさんいます。

　外来でプローブを当ててエコー画像で問題がわかれば、その場ですぐにエコーガイド下治療を行えます。目の前の患者さんが訴えている痛みに対して、病態を把握した的確なアプローチが可能です。令和の時代は、「まず、エコー」が、運動器診療のお約束になるはずです。

　今回は、エコーガイド下運動器治療を行っているスペシャリストの方々に、実際の治療内容に関して執筆していただきました。運動器診療の参考となれば幸いです。また、本書の発刊のためにご尽力いただいた新興医学出版社の林峰子さん、中方欣美さん、この場を借りて心から御礼申し上げます。

令和元年5月　髙橋　周

| 目次 | Contents |

はじめに ……………………………………………………………………… 5

Chapter1	エコーガイド下運動器治療の紹介 ……………… 髙橋　周	9
Chapter2	準備・機器のセットアップ ……………………… 髙橋　周	13
Chapter3	肩関節 ……………………………………………… 服部　惣一	17
Chapter4	肘関節 ……………………………………………… 宮武　和馬	29
Chapter5	手指と手関節 ……………………………………… 中島　祐子	43
Chapter6	骨盤・股関節 ……………………………………… 髙橋　周	55
Chapter7	膝関節 ……………………………………………… 中瀬　順介	61
Chapter8	足部・足関節 ……………………………………… 笹原　潤	71
Chapter9	脊椎領域 …………………………………………… 朴　基彦	87

索　引 ……………………………………………………………………… 97

Chapter 1

エコーガイド下運動器治療の紹介

東あおば整形外科　髙橋　周

整形外科治療は、手術療法と非手術（保存）療法に大別される。整形外科関連の学術集会では、手術療法がテーマとして取り上げられることが多く、整形外科医の興味は手術療法に偏りがちである。しかし、実際の日常診療においては、手術療法よりも保存療法が適応となる例が圧倒的に多く、そのほとんどは放置療法に近い状態で行われている。しかし、エコーを画像診断に用いるだけでなく治療にも用いることによって、放置療法が積極的保存療法へと変化する。エコーを用いた積極的保存療法においての重要な手技が、エコーガイド下注射である。

盲目的注射とエコーガイド下注射

これまで運動器疾患に対して多く行われていた注射は，触診で注射針の刺入部位を決定し、目視による針先の深さの確認や針先が組織にあたる感触で深度を決定し、注射器の内筒を押す際の抵抗感で薬液の注入状態を判断していた。このため、指先の感覚や深さを判断するためには熟練した技術が必要であった。ターゲットと針先がみえない状態で行うことから盲目的注射と呼ばれてきた。盲目的注射では、熟練の整形外科医でもターゲットを外すことが多くあり、X線透視を用いて針先を確認することや、薬液量を多くすることによって注射の効果を上げてきた。

近年のエコー機器のフルデジタル化に伴う高画質化により、運動器エコーが十分臨床に応用できるだけでなく、CTやMRIを越える画質の画像を得ることができるようになった。エコーガイド下で注射をすることにより、針先、針軸、ターゲットと針の侵入経路に存在する運動器構成体がリアルタイムに観察できる。盲目的注射と比較して、エコーガイド下注射はターゲットとなる運動器構成体に対する穿刺・吸引や注射の精度が格段に上がり、治療効果を飛躍的に向上させる。エコーガイド下注射を行うためには、正確な解剖学的知識に基づくエコー画像の理解、画面上に針先がきちんと描出された状態で、ターゲットに向かい針を正確に進める技術が必要である。

プレスキャン

エコーガイド下注射を行うときは、あらかじめスキャンを行い（プレスキャン）、ターゲットとする運動器構成体の性状、深度、針の穿刺部位からターゲットまでの構造物（神経、血管など）を評価する。それにより、適切なプローブを選択し、描出深度やゲイン、フォーカスなどを調整し、穿刺方法、針の長さや太さを決める。

プローブの持ち方

利き手（注射器を持つ側）と反対の手で，プローブのできるだけ下の方（患者の身体に当てる部分）をペンを持つようにして持ち（図1a）、手の尺側や環小指を患者の皮膚にしっかりと当ててプローブを安定させる（図1b）。

ターゲットに対するプローブの向き

1. 長軸
ターゲットの解剖軸と平行に当てる（図2）。
2. 短軸
ターゲットに対して垂直に当てる（図3）。

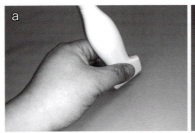
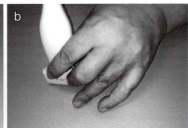

図1 プローブの持ち方

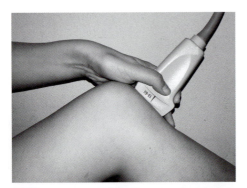

図2 ターゲット（膝蓋腱）に対して長軸方向へのプローブ走査

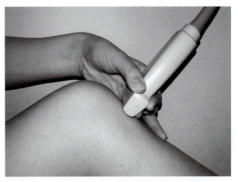

図3 ターゲット（膝蓋腱）に対して短軸方向へのプローブ走査

エコーガイド下注射

1. 針を刺入する方向

平行法：プローブから生じるエコーの平面の中を針が進むように穿刺する方法である。常に針先とその周囲の組織を観察することが可能である。基本的に平行法で穿刺ができる部位では平行法が好ましい（図4）。

交差法：プローブから生じるエコーの平面に直行して針が進むように穿刺する方法である。針のごく小さい断面が観察できるのみであることから、針先の位置を注意深く観察する必要がある。平行法では困難な深部の穿刺や、ごく浅い部位の穿刺に適している（図5）。

2. 針の描出

注射針の表面ではエコービームの反射が強く起こる。平行法で穿刺をした際に針が正確にエコービームの平面内にある場合、針は高エコーの直線像として描出される。エコービームの中

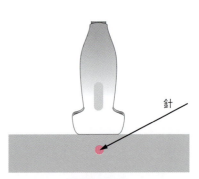

図4 平行法

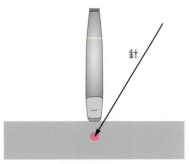

図5 交差法

Chapter 1 エコーガイド下運動器治療の紹介

央に針がある場合はビームが複数回反射して「多重エコー」というアーチファクトが生じる（図6）。

3. 穿刺角度による影響

針とプローブ面の角度がだんだん大きくなり，垂直に近づくほどエコービームの反射が少なくなり針は描出しにくくなる（図7）。針をプローブから離れた箇所から刺入したり，プローブを傾けて針との位置関係を平行に近づけることで針が描出されやすくなる。針の視認性が悪くなると，エコーガイド下穿刺の精度が下がり，リスクが増加する。この状態を克服するため，エコー機器メーカー各社から針強調機能が出されている（図7d）。

4. 体位とエコー機器の位置

患者だけでなく，穿刺を行う医師も無理なく安定した体位でエコーガイド下の穿刺を行うことが大切である。無理な姿勢や，不安定な体位では穿刺自体が不確実となるだけでなく，ほかの運動器構成体や臓器を針で損傷する危険がある。穿刺をする医師の目，針，プローブからのエコービーム面，エコー機器のモニタのすべてが一直線上となるようにセッティングする（in line）ことが，エコーガイド下穿刺を成功させるポイントである（図8a）。穿刺する方向とエコー機器のモニタの方向が別々の場合（out of line），針先を見失うリスクが高くなり，穿刺が不確実になる（図8b）。

エコーガイド下穿刺の注意点

1. 平行法の場合

穿刺時はプローブ幅の真ん中から穿刺を開始し，針が約1～2cmほど進む間はエコー機器のモニタはみずに，穿刺部位をみながらプローブから出るビーム面を意識して針を進める。針を約1～2cm進めてからモニタに視線を向けると，正確に穿刺できていれば，針が描出されて

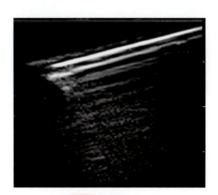

図6 多重エコー

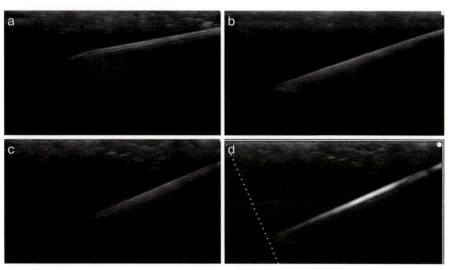

図7 穿刺角度

a：穿刺角度は約10度，b：穿刺角度は約20度，c：穿刺角度は約25度，d：穿刺角度は約25度（針強調機能ON）．

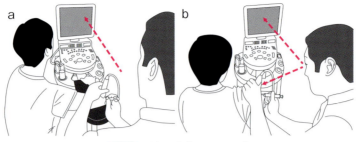

図8 穿刺のポジショニング
a：よい穿刺のポジショニング（in line）、b：悪い穿刺のポジショニング（out of line）

いるはずである。その後、針先を見失わないように注意しながら針を進める。

2. 交差法の場合

穿刺の途中で針をごくわずかにつつく様に動かすと、針先周囲の軟部組織が引き連れられて動くことにより、針先の深度を知ることができる。ただし、針先がみえない位置での操作であるから、周囲の組織を損傷しないように慎重に行う必要がある。

安全な施術のために

運動器の描出やエコーガイド下穿刺は部位によって難易度が異なり、また解剖学的知識、エコー画像の理解度などによって上達度も異なる。最初から難しく危険度が高いエコーガイド下穿刺を行おうとせず、比較的容易で安全なエ

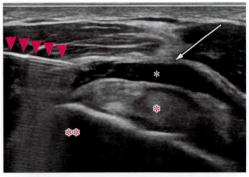

図9 エコーガイド下肩峰下滑液包内注射
＊：腱板、＊＊：大結節、⟶：peribursal fat、▼：注射針、❋：肩峰下滑液包内に注入された薬液

コーガイド下注射［肩峰下滑液包内注射（図9）、膝関節内注射、指腱鞘内注射など］から始めるべきである。

Chapter 2 準備・機器のセットアップ

東あおば整形外科　髙橋　周

どんなエコー機器がよいか？

最近のエコー機器の性能向上は目覚しいものがある。しかし，依然としてメーカーや機種の違いによってエコーの画質に差があるだけでなく、穿刺針を描出しやすくする機能の有無や操作するスイッチの数などさまざまな違いがある。装置の筐体も従来からの据え置き型、ラップトップ型、タブレット型などさまざまな大きさがある（図1）。

据え置き型とポータブル型の装置の画質や機能を比較すると、装置が大きいほど高画質で高機能である傾向があるが、大きな装置はエコーガイド下インターベンションの際に装置（画面）を適切な位置に設置できず、エコーガイド下穿刺が行いづらくなる。最近では本体から画面が取り外し可能な機種などが販売されている。エコーガイド下インターベンションの初心者は画質、針の視認性、機器の操作性ともによい機種を使うことを勧める。また、診察室や治療室の照明の種類や位置、スポーツ現場（屋外）では太陽の位置によって、エコー機器のモニタへの照明の映り込みや太陽光の反射などにより画像がみにくくなることがあるので、注意が必要である。状況によっては装置のプリセットを変更して、エコーガイド下穿刺に適した設定を用意

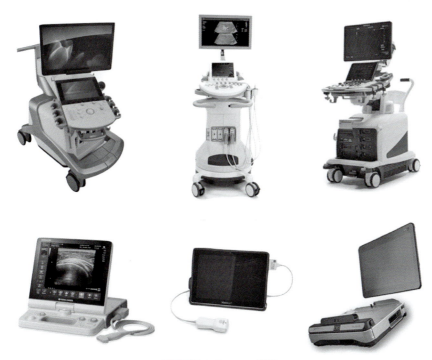

図1 種々のエコー機器

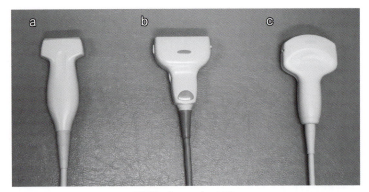

図2 プローブの種類
a：高周波リニアプローブ、b：周波数が低い幅広リニアプローブ、c：コンベックスプローブ

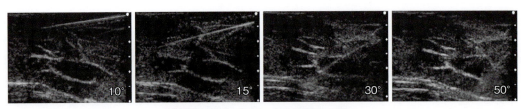

図3 針の刺入角度による視認性の違い

する必要がある。エコー機器メーカーによっては、運動器用のプリセットを用意しているが、対象とする運動器構成体の部位、種類、深度などによって設定を変えた方がよい場合がある。エコー機器メーカーの担当に問い合わせてみるとよい。

プローブ

　エコー機器のプローブは高周波数になるほど解像度に優れるが、超音波ビームの減衰が大きくなることから、深層の観察には適していない。一方、低周波のプローブは深層の観察に適しているが、解像度が不足し細部の観察に適さない。体表から3 cmまでの観察やエコーガイド下穿刺の場合は、中心周波数が12 MHz以上の高周波リニアプローブが適している。3 cmより深層の観察やエコーガイド下穿刺の場合は、装置を操作することによりプローブの周波数を12 MHz以下に設定することが望ましい。理想的には高周波リニアプローブ（最高周波数12 MHz以上）のほかに、やや周波数が低い（中心周波数10 MHz程度）幅広リニアプローブやコンベックスプローブがあるとよい（図2）。

針強調機能

　針とプローブ面の角度がだんだん大きくなり、垂直に近づくほどエコーの反射が少なくなり針は描出しにくくなる（図3）。

　針の視認性が悪くなると、エコーガイド下穿刺の精度が下がり、リスクが増加する。この状態を克服するため、各社から針強調機能が出されている。超音波ビームをステアリングさせることで平行法における穿刺針の視認性を改善する手法（図4）や針先端部で生じる低指向性散乱信号の動きを複数枚のエコー画像から抽出し、強調することで針先端部の位置把握が容易にできることを目的にした穿刺針強調機能（図5）がある。

Chapter 2 準備・機器のセットアップ

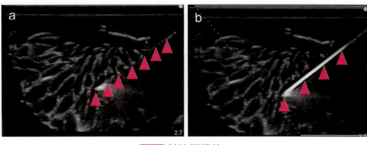

図4 針強調機能 1
a：針強調機能 off、b：針強調機能 on、▼：針

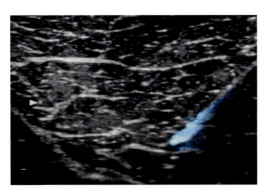

図5 針強調機能 2
針先端部分が青く強調されている。

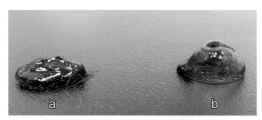

図6 ゼリーの粘性の違い
a：通常のゼリー、b：高粘度のゼリー。同じ量を使用した場合、通常のゼリー（a）と比較して、高粘度のゼリー（b）は周囲に広がりにくく、盛り上がりを維持している。

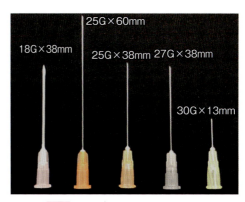

図7 筆者が使用している注射針

ゼリー

消化器などのエコー検査で使われる一般的なゼリーを使用して肩関節などを観察すると、ゼリーが垂れやすいため、何度もゼリーを追加する必要があり、拭き取りも大変である。運動器エコーに使用するゼリーは固め（高粘度）のタイプが使いやすい（図6）。骨性の凹凸が多い足関節の観察も容易になる。また、体表近くの血流を観察する際も、体表にゼリーを盛っておくことが容易になり、プローブの圧迫による血流評価への悪影響を最小限にすることができる。さらに、エコーガイド下注射を行う際にも、ゼリーがプローブからはみ出ることが少なく、針を刺入する部位の消毒が容易になる。

ブロック針（注射針）

筆者が使用している注射針は、5種類である（図7）。25G×38 mm RB（レギュラーベベル）はヒアルロン酸の注射に、25 G×60 mm カテラン針は頸部、腰部、殿部などで深い場所への注射に、27G×38 mm RB はステロイド懸濁液を用いた注射に（30 G を用いると懸濁液の粒子が詰まることがある）、30G×13 mm RB は腱鞘内や手指、足趾などの小関節内への注射に用い、18G×38 mm RB は石灰性腱炎の切開除去

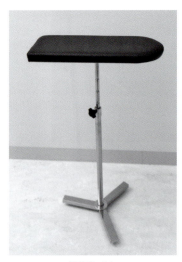

図8 手台

やガングリオンなどの粘性が高い内容物を穿刺吸引する場合に用いる。

手台

　腕を置くところが大きい採血台を手台として使用している（図8）。肘関節以遠の描出やエコーガイド下穿刺時にあると便利である。

Chapter 3

肩関節

亀田メディカルセンタースポーツ医学科　服部　惣一

エコーガイド下注射は従来のランドマークを頼りにした方法よりも正確な注射を可能とする。肩関節の領域では、肩峰下滑液包炎や石灰沈着性腱板炎や上腕二頭筋腱腱鞘炎に対する注射において、その正確性がエビデンスとして認められている[1]。また筋外膜間の結合組織や末梢神経周囲に、エコーガイド下にて薬液や細胞外液や5%グルコースを注入する手技は、エビデンスにはまだ乏しいがエキスパートの間では有用な治療として確立されつつある。

エコーガイドによる正確な注射は、正確な診断を導く。たとえば肩峰下滑液包内注射を施行して効果が乏しかった場合、二つの可能性が考えられる。一つは診断の誤り、もう一つは肩峰下滑液包内に注射が届いていない、つまり失敗である。ランドマーク法にて注射し効果が乏しかった場合、この二つの可能性の間で逡巡する。しかしながら、その注射がエコーガイド下でなされていれば、注射の失敗ではなく診断の誤りだと断言できる。問題の主座は肩峰下滑液包ではなくほかの部位（たとえば肩甲上腕関節内由来）に違いないと判断できれば、次の鑑別診断の追求へとスムーズに進むことができる。すなわち、エコーガイド下注射が羅針盤となり、より正しい診断へ素早く到達することが可能になる。

エコーガイド下注射による正確な診断に基づいた的確な治療がもたらすのは、患者さんの痛みを早期に取り除くという効果だけではない。MRIやCTといった高額な医療資源が利用できない環境でも正確な診断と治療が可能になるため、医療費の軽減に大きく寄与することにな

る。このような意味において、これからの整形外科医にとって、肩のエコー検査ならびにエコーガイド下注射は必須の技術である。

ここでは、肩関節周囲の病態に対して、筆者が行っているエコーガイド下注射の手技について述べる。疼痛の部位によって注射位置をおおまかに決定するが、以下にその概略を示す。一つの注射で効果が乏しければ、それを手がかりとして別の部位へと注射し、それを繰り返すことで正確な診断的治療へと到達する。

1. 疼痛部位：可能性のある注射部位

①前外側：肩峰下滑液包・石灰沈着性腱板炎の石灰

②前方：肩甲上腕関節・上腕二頭筋長頭腱腱鞘・烏口下滑液包〜腱板疎部

③後方：肩甲上腕関節・棘下筋腱・小円筋・上腕三頭筋長頭腱・四辺形間隙

④疼痛よりも棘上筋/棘下筋の筋力低下が問題：肩甲上神経周囲ガングリオン

2. インターベンションのコツ

肩のみならずほかの部位でのエコーガイド下インターベンションに通ずるコツは以下の通りである。

①自身と患者とエコーモニタが一直線になるようにセッティングする。

②モニタがよくみえるようにライトを暗くし手元のみを明るくする。

③穿刺直後は手元をみる。手元をみながら針先がプローブ直下に来るように針先を進める。

④その後にモニタをみて針を視認し、針を進めていく。

Intervention　エコーガイド下の治療

肩峰下滑液包
（狭義の肩峰下滑液包）

1. 超音波解剖とプローブの位置
棘上筋腱長軸に沿ってプローブを当てると、肩峰下滑液包は棘上筋腱・棘下筋腱と三角筋の間に、peribursal fat で囲まれた低エコー領域として描出される（図1）。

2. 適応疾患（症状）
肩前方から外側部の疼痛があり、インピンジメント徴候が陽性となり、エコー検査にて腱板断裂（図2a）を認める症例や、腱板断裂を認めなくても腱板炎を示唆する肩峰下滑液包の水腫（図2b）を認める症例が適応となる。

3. エコーガイド下注射
①皮下脂肪が薄くやせ形の症例では、長さ25 mm の 25 G 針を使用し、アスリートなど体格のよい症例であれば長さ 60 mm の 25 G 針を使用する。
②薬液はトリアムシノロンアセトニド 20 mg ならびに1％リドカイン 4 mL を使用する。頻回のステロイド注射を避けたい症例では、ヒアルロン酸 25 mg ならびに1％リドカイン 2 mL を用いる。1％リドカインをトリアムシノロンアセトニドやヒアルロン酸に混ぜて使用することで、即時的な効果が期待でき、鑑別診断の手がかりとなる。
③坐位にて肩関節は伸展位とする（図3a）。棘上筋腱の長軸像をランドマークとして描出し、平行法にて行う（図3b）。
④手順：プローブを当て穿刺する箇所を消毒し、針をプローブ直下に進める（図3b）。モニタにて針の長軸像を確認し peribursal fat 内の滑液包へ針先を進める（図3c）。針先を微調整し抵抗なく薬液が入る箇所を探し薬液を注入する。

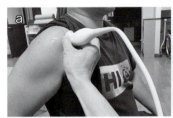
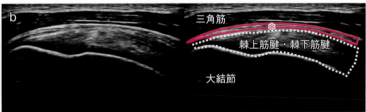

図1　肩峰下滑液包の描出
a：棘上筋腱長軸に沿ってプローブを当てる。b：肩峰下滑液包（＊）は棘上筋腱・棘下筋腱と三角筋間にある低エコー領域として描出される。

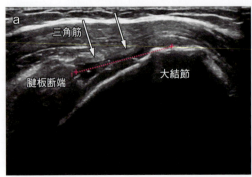
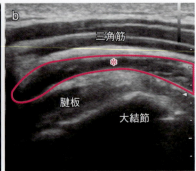

図2　腱板断裂と腱板炎のエコー所見
a：腱板中断裂（長さ 21 mm）の症例。腱板断端と peribursal fat の陥凹（⇒）を認める。b：腱板炎の症例。腱板の連続性はあるが peribursal fat で囲まれた肩峰下滑液包に低エコー領域を認め水腫（＊）が疑われる。

Chapter 3 肩関節

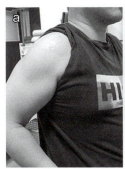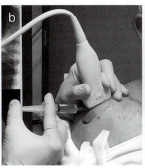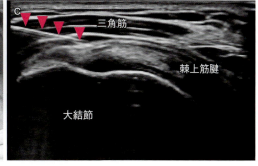

図3 肩峰下滑液包注射
a：坐位をとり肩関節は伸展位とする。b：穿刺する箇所を消毒し、平行法にてプローブ直下に針を進める。c：モニタにて針の長軸像（▼）を確認し peribursal fat で囲まれた滑液包へ針先を進める。

4．コツとピットフォール

①肩峰下滑液包注射のコツ

肩峰下滑液包内に針先が入っているようにみえても、抵抗が強い場合がある。その場合は、滑膜内や腱板実質内に針先がトラップされている可能性がある。針先を微調整し抵抗なく薬液が挿入される場所を探すことが肝要である。

②ピットフォール

三角筋内への注射がピットフォールとなる。しかしながら、肩峰下滑液包内に注入された群と三角筋内へ注入された群で、疼痛軽減効果に有意な差はなかったという報告も存在する[2]。

効果に乏しい場合は、二つの可能性が考えられる。一つは、責任病変が肩峰下滑液包に存在しないこと、すなわち診断が間違っているということである。もう一つは、肩峰下滑液包炎の原因となった病変（たとえば後方のタイトネス）や合併する病変（上腕二頭筋長頭腱炎）の疼痛が顕著になった可能性である。いずれにせよ、次の疼痛部位へとアプローチを行う。

石灰沈着性腱板炎

1．超音波解剖とプローブの位置

プローブ位置は肩峰下滑液包注射と同様に棘上筋腱長軸像を描出する箇所になる。音響陰影を伴う硬い石灰は、形成期であり痛みを伴わない場合もある（図4a）。音響陰影を伴わない軟らかい石灰は吸収期であり、腱板内圧の亢進により強い疼痛が惹起される（図4b）。

2．適応疾患（症状）

肩前方から外側部の疼痛があり、エコーや単純写真にて腱板内に石灰沈着を認める症例が適応となる。

3．エコーガイド下注射

①長さ38 mm の18 G 針を使用する。27 G や30 G 針で局所麻酔を行う。

②薬液はデキサメタゾン1.65 mg ならびに1％リドカイン4 mL を使用する。1％リドカインのみが入ったシリンジも用意しておく。

③疼痛が強いため臥位で行う。棘上筋腱の場合、長軸像と大結節をランドマークとして描出し石灰を同定し、平行法にて注射を行う。

④手順：プローブを当て穿刺する箇所を消毒し局所麻酔を行う。その後、1％リドカインが入ったシリンジと18 G 針をプローブ直下に進める。モニタにて針の長軸像を確認し石灰へと針を進める（図5a）。針先で石灰の硬さを感じ、穿刺と吸引を試みる。柔らかければ石灰内を薬液にて還流させ、石灰が吸引できる（図5b）。石灰を穿刺ないしは吸引したら針を刺したままシリンジを換え、肩峰下滑液包内にデキサメタゾン1.65 mg と1％リドカイン4 mL を注入する。吸引できなければ薬液の注入のみを行う（図5c）。

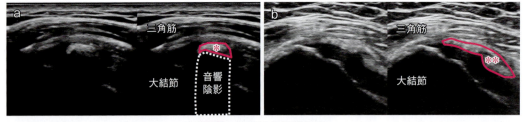

図4 石灰沈着性腱板炎

a：音響陰影を伴う硬い石灰（＊）を認める。b：音響陰影を伴わない軟らかい石灰（＊＊）を認める。石灰が軟らかい吸収期では、腱板の内圧亢進により強い疼痛が惹起される。

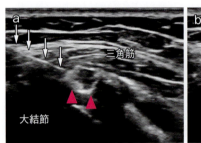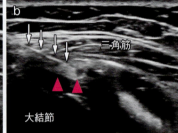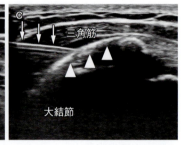

図5 石灰沈着性腱板炎注射

a, b：穿刺（⇨）し1％リドカインを還流させ（aで注入しbで吸引）石灰（▼）の吸引を施行する。c：音響陰影を伴う硬い石灰（▽）では、まず穿刺・吸引を試み、吸引できなければ薬液の注入のみを行う。

4．コツとピットフォール

①石灰沈着性腱板炎注射のコツ

石灰を穿刺・吸引しなくても、肩峰下滑液包へステロイドを注入するだけでも疼痛は改善する。しかしながら、穿刺・吸入したあるいは穿刺のみを行った群と、ステロイド注射のみを施行した群では、前者の方が予後がよいという報告があり[3]、時間が許せば積極的に穿刺・吸引を試みるべきである。

②ピットフォール

疼痛が強いため局所麻酔を併用する。迷走神経反射が予想される場合は臥位にて行う方が安全である。

肩甲上腕関節

1．超音波解剖とプローブの位置

前方アプローチと後方アプローチが報告されているが[4]、ここでは前方アプローチを紹介する。烏口突起の直上にプローブを当てる（図6a, b）。烏口突起の外側で肩甲下筋腱の深層に肩甲上腕関節腔が認められる（図6c）。

2．適応疾患（症状）

肩前方あるいは後方の痛みがあり、肩甲上腕関節内に責任病変が疑われる症例、たとえば関節唇損傷（SLAP損傷やBankart病変）やインターナルインピンジメントに伴う関節側の腱板損傷、凍結肩、肩甲上腕関節の変形性関節症などが適応となる。

3．エコーガイド下注射

①皮下脂肪が薄くやせ形の症例では、30 mm以下の長さの針を用いることもある。三角筋が厚い症例や肥満の症例では長さ60 mmの25Gカテラン針を使用する。

②薬液はトリアムシノロンアセトニド20 mgならびに1％キシロカイン4 mLを使用する。頻回のステロイド注射を避けたい症例では、ヒアルロン酸25 mgならびに1％リドカイン2 mLを用いる。1％リドカインをトリアムシノロンアセトニドやヒアルロン酸に混ぜて使用することで、即時的な効果

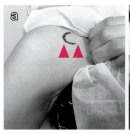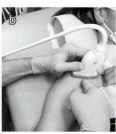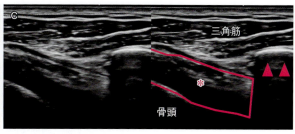

図6 肩甲上腕関節の描出

a, b：烏口突起（▼）をランドマークとして、烏口突起の直上にプローブを当てる。c：烏口突起（▼）の外側で肩甲下筋腱（＊）の深層に肩甲上腕関節腔が確認される。

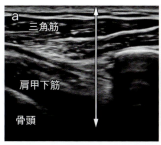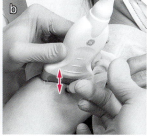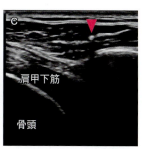

図7 肩甲上腕関節内注射

a, b：モニタにて肩甲上腕関節腔までの深さ（<->）を確認し、交差法にて穿刺する箇所はその深さの分だけプローブから離した位置（↔）となる。c：浅い角度で刺入し針先（▼）を確認する。その後45度の角度で関節腔内に針先を移動させ、薬液を注入し抵抗感の消失にて拡がりを確認する。

が期待でき、鑑別診断の手がかりとなる。
③坐位でも可能であるが、モニタ上での針の上下方向の動きと、手の水平方向での動きが合致しないため難易度が上がる。時間が許せば仰臥位をとった方が容易となる。肩関節はやや外旋位とし、烏口突起と上腕骨頭を描出し交差法にて行う（図6b）。
④手順：プローブを当て関節内までの距離を測定し、穿刺する箇所はその距離の分だけプローブから離す（図7a, b）。その位置から45度の角度にて交差法で穿刺すれば、理論上はプローブ直下で関節内に到達できることになる。まず浅い角度で刺入し、エコーで針先を浅い位置に確認する（図7c）。一旦引いた後に45度の角度で関節腔内に針先を移動させる。肩甲下筋腱内に針先があるときは、45度以上の角度をつけて刺入する。薬液を注入し抵抗感の消失にて拡がりを確認する。

4. コツとピットフォール

①肩甲上腕関節内注射のコツ

平行法でのアプローチが困難なため交差法での施行となる。最初は浅い角度で針先を確認し、階段を一歩一歩くだるように、穿刺する角度を段階的に深くする。針先がみえなくなった場合は、薬液を少し注入すれば抵抗感の消失にて薬液の拡がりを確認できる。

②ピットフォール

肩甲下筋腱よりも末梢側に穿刺すると腋窩神経を誤穿刺する可能性がある。

上腕二頭筋長頭腱

1. 超音波解剖とプローブの位置

結節間溝にプローブを当て上腕二頭筋長頭腱を短軸で描出する（図8a, b）。

2. 適応疾患（症状）

肩前方痛があり、上腕二頭筋腱ストレステストが陽性であり、エコー検査にて上腕二頭筋長頭腱腱鞘内に水腫や血流信号増加を認める症例

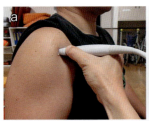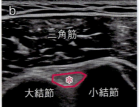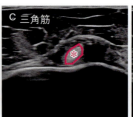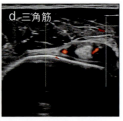

図8 上腕二頭筋長頭腱と病変の描出

a, b：結節間溝にプローブを当て上腕二頭筋長頭腱（＊）を短軸にて描出する。c：上腕二頭筋長頭腱（＊）腱鞘に水腫（低エコー領域）を認める。d：ドプラモードにて上腕二頭筋長頭腱腱鞘に血流信号の増加が確認できる。

（図8c，d）が適応となる。

3．エコーガイド下注射

①皮下脂肪が薄くやせ形の症例では、長さ25 mmの25 G針を使用し、アスリートなど体格のよい症例であれば長さ30 mm以上の針を使用する。

②薬液はトリアムシノロンアセトニド20 mgならびに1％リドカイン4 mLを使用する。1％リドカインをトリアムシノロンアセトニドやヒアルロン酸に混ぜて使用することで、即時的な効果が期待でき、鑑別診断の手がかりとなる。

③坐位でも可能であるが、モニタ上での針の上下方向の動きと、手の水平方向での動きが合致しないため難易度が上がる。時間が許せば仰臥位をとった方が容易となる。肩関節はやや外旋位とし、上腕二頭筋長頭腱短軸像を描出した状態で平行法にて行う。

④手順：プローブを当て穿刺する箇所を消毒し、プローブ直下に針を進める（図9a）。モニタで針の長軸像を確認し腱鞘内へと針を進める（図9b，c）。針先を微調整し抵抗なく薬液が入る箇所を探し薬液を注入する。

4．コツとピットフォール

①上腕二頭筋長頭腱腱鞘注射のコツ

患肢を外旋位とすることで結節間溝が外側を向くためアプローチが容易になる。

②ピットフォール

腱内注入による上腕二頭筋長頭腱断裂が起こる可能性があり、アスリートや肉体労働者では避けなければならない。ただし、中高年では断裂した方が疼痛緩和される場合が多い。

烏口下滑液包〜腱板疎部

1．超音波解剖とプローブの位置

烏口突起の外側にプローブを当てる（図10a）。肩甲上腕関節を外旋位とすることで肩甲下筋腱の長軸とその表層の烏口下滑液包の描出が容易となる（図10b）。

2．適応疾患（症状）

肩前方痛があり、下垂位で外旋の可動域制限がある症例や、肩甲下筋腱の断裂（図11a, b）や烏口下滑液包の水腫が認められる症例が適応となる。烏口下滑液包は腱板疎部を介して、肩峰下滑液包とは10.7％の症例で交通しており[5]、こちらに病変の主座があれば肩峰下滑液包注射が無効となる可能性が高い（図12）。

3．エコーガイド下注射

①通常は長さ25 mmの25 G針を用いるが、三角筋が厚い症例や肥満の症例では長さ60 mmの25 Gカテラン針を使用する。

②薬液はトリアムシノロンアセトニド20 mgならびに1％リドカイン4 mLを使用する。頻回のステロイド注射を避けたい症例では、ヒアルロン酸25 mgならびに1％リドカイン2 mLを用いる。1％リドカインをトリアムシノロンアセトニドやヒアルロン酸に混ぜて使用することで、即時的な効果が期待でき、鑑別診断の手がかりとなる。

③坐位でも可能であるが、モニタ上での針の

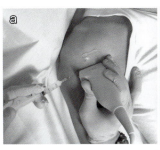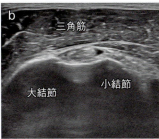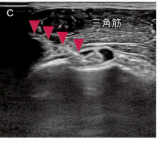

図9 上腕二頭筋長頭腱腱鞘注射

a：仰臥位にて結節間溝にプローブを当て、プローブ直下に針を進める。b：注射前の上腕二頭筋長頭腱と腱鞘。c：モニタ上で針の長軸像（▼）を確認し、腱鞘内へ進め薬液を注入する。

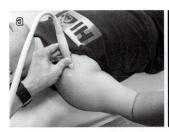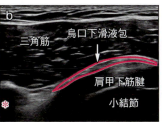

図10 烏口下滑液包の描出

a：烏口突起（＊）より外側にプローブを当てる。b：肩甲下筋腱の長軸像を描出する。肩甲下筋腱の表層に烏口下滑液包を認める。

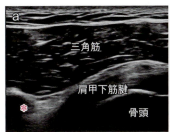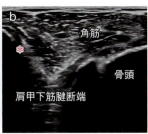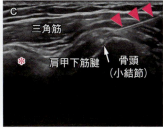

図11 烏口下滑液包〜腱板疎部の注射

a，b：烏口突起（＊）をランドマークにして肩甲下筋腱長軸と平行にプローブを当てる。bでは外旋位でも肩甲下筋腱長軸像が明瞭に描出されず断裂と診断される。c：肩甲下筋腱内に高エコーの石灰ないしは骨棘（⇨）を認め、平行法にて針（▼）を描出し烏口下滑液包〜腱板疎部へ薬液を注入した。

上下方向の動きと、手の水平方向での動きが合致しないため難易度が上がる。時間が許せば仰臥位をとる。烏口突起の遠位側にプローブを当て、肩甲下筋腱を描出し平行法にて行う。

④手順：プローブを当て穿刺する箇所を消毒する。針をプローブ直下に進める。モニタにて針の長軸像を確認し烏口下滑液包内へ針を進める（図11c）。針先を微調整し抵抗なく薬液が入る箇所を探し薬液を注入する。

4．コツとピットフォール

①烏口下滑液包注射のコツ

患肢を外旋することで肩甲下筋腱に緊張がかかり、烏口下滑液包の描出が容易となる。

②ピットフォール

烏口突起よりも末梢側に穿刺すると腋窩神経を誤穿刺する可能性がある。

肩関節後方（棘下筋周囲）

1. 超音波解剖とプローブの位置
　肩関節後方関節唇ならびに棘下筋の筋内腱の長軸像を描出するようにプローブを当てる。棘下筋深部に肩甲棘切痕部を認め、同部位に肩甲上動脈と肩甲上神経が存在する。また棘下筋の表層部には三角筋が存在する（図13）。

2. 適応疾患（症状）
　後方痛があり水平内転や外転位での内旋に制限が存在する症例や、関節鏡術後で後方ポータル部の癒着が改善しない症例が適応となる。

3. エコーガイド下注射
①60 mm の 25 G カテラン針を使用する。
②薬液は生理食塩水やヒアルロン酸を使用するが1％リドカインを少量混入する場合もある。
③健側を下にした側臥位をとらせ、上腕は軽度内転・内旋位とする。棘下筋の長軸像と棘下筋窩を描出し、平行法ないしは交差法にて注射を行う（図13a，b）。
④手順：棘下筋深層の棘下筋窩まで針を進め、肩甲上神経ならびに棘下筋下脂肪体へ薬液を注入する。注入後に針を引いて、棘下筋の浅層である三角筋と棘下筋腱間に針先を進め薬液を注入する（図13c）。

4. コツとピットフォール
①後方（棘下筋周囲）への注射のコツ
　深部の注射となるため平行法で針の描出が困難となる場合がある。針の刺入位置をプローブから離れた深い位置とすることで、プローブに対して針を平行に保つことが可能である。
②ピットフォール
　ピットフォールは肩甲上動脈・神経の誤穿刺である。針の先端を描出することが困難な場合もあるため、少量ずつ薬液を注入し針の先端を確認しながら施行する。
　効果に乏しい場合は、肩甲上腕関節内注射や後述する後下方への注射も併用する。

肩関節後下方（上腕三頭筋長頭腱周囲）と四辺形間隙

1. 超音波解剖とプローブの位置
　上腕三頭筋長頭腱は関節窩下方に付着し、小

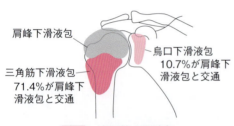

図12　肩関節の滑液包
広義の肩峰下滑液包における各滑液包の場所と、関節造影を利用しそれぞれがどう交通し合うのかを示す。三角筋下滑液包と肩峰下滑液包（狭義）が71.4％の症例で交通するのに対して、烏口下滑液包と肩峰下滑液包（狭義）は10.7％の症例のみで交通する。
（三笠元彦：肩峰下滑液包造影. 肩関節 9：161-178, 1985 より引用して改変）

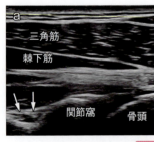 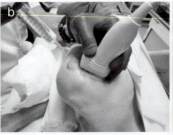 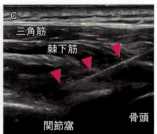

図13　肩関節後方（棘下筋周囲）への注射
a：棘下筋（長軸）を肩甲上腕関節のレベルにて描出する。棘下筋深部に肩甲棘切痕部を認め、同部位に肩甲上動脈と肩甲上神経が存在する（⇒）。b：側臥位（この症例では左側臥位）をとり骨頭側から平行法（交差法でも可能）にて注射を行う。c：棘下筋窩で肩甲上神経ならびに棘下筋下脂肪体へ薬液を注入（▼）し、針を引いて三角筋と棘下筋腱の間にも注入する。

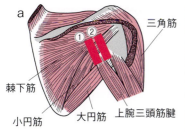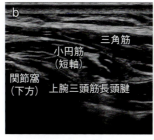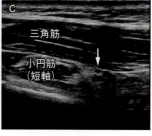

図14 図14：肩関節後下方（上腕三頭筋長頭腱周囲）とQLSの超音波解剖
a：右肩関節後方の解剖。上腕三頭筋腱と小円筋を描出するプローブ位置（①）と、QLSを描出するプローブ位置（②）。
b：上腕三頭筋長頭腱（長軸）と関節窩（下方）と小円筋（短軸）。c：QLS：小円筋（短軸）と腋窩神経ならびに後上腕回旋動脈（⇒）。

円筋はその表層に走行し上腕骨頭の後下方に付着する。上腕三頭筋長頭腱と小円筋は線維方向が異なっている（図14a）。棘下筋長軸像の描出を行い、プローブを遠位へ移動させると関節窩下方に付着する上腕三頭筋長頭腱の短軸像が小円筋長軸像の深層に認められる。その位置でプローブを90度回転し上腕三頭筋長頭腱の長軸像を描出する（図14b）。

四辺形間隙（quadrilateral space：QLS）とは上腕骨外科頸、上腕三頭筋長頭腱、大円筋、小円筋との間で囲まれた間隙で、腋窩神経とともに後上腕回旋動静脈が通過する。上腕三頭筋長頭腱の長軸像を描出した位置から上腕骨頭側へプローブを移動させると、小円筋より遠位に後上腕回旋動脈を認める（図14c）。ドプラモードにてより動脈が鮮明となるため伴走する腋窩神経をみつけやすくなる。

2. 適応疾患（症状）

後方痛があり、後下方のタイトネス（サードポジションでの内旋制限）が持続する症例が適応となる。また腋窩神経が肩後部のQLSで絞扼を受けて疼痛や知覚異常を生じる症例にも適応がある。

3. エコーガイド下注射

① 60 mmの25 Gカテラン針を使用する。
② 薬液は生理食塩水やヒアルロン酸を使用するが、1％リドカインを少量混入する場合もある。
③ 健側を下にした側臥位をとらせ上腕は内転・内旋位とする。上腕三頭筋長頭腱を長軸にて描出し、頭側から平行法ないしは上腕骨頭側から交差法にて注射を行う。
④ 手順：上腕三頭筋長頭腱とその浅層にある小円筋との間に薬液を注入し剥離する。その後、上腕三頭筋長頭腱深層へ針を進めその部位にも薬液を注入する（図15）。上腕三頭筋長頭腱深層へのアプローチでもQLSに近接した部位への注射となると推察される。腋窩神経を描出しながらQLSを狙う場合は、その位置からわずかに上腕骨頭側へプローブを移動させ、小円筋より遠位に後上腕回旋動脈と腋窩神経を描出し平行法にて注射する（図14c）[6]。

4. コツとピットフォール

① 後下方（上腕三頭筋長頭腱周囲）とQLSへの注射のコツ

後方（棘下筋周囲）の注射と同様に、深部の注射となるため平行法で針の描出が困難となる場合がある。針の刺入位置をプローブから離れた深い位置とすることで、プローブに対して針を平行に保つことが可能である。

② ピットフォール

ピットフォールは腋窩神経と後上腕回旋動静脈の誤穿刺である。針の先端を描出することが困難な場合もあるため、少量ずつ薬液を注入し針の先端を確認しながら施行する。

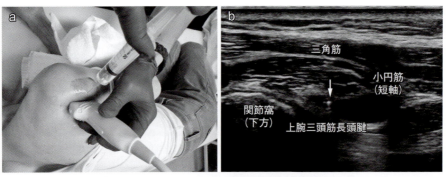

図15 肩関節後下方（上腕三頭筋長頭腱周囲）の注射

a：側臥位（この症例では左側臥位）をとり骨頭側から交差法にて注射（平行法でも可能）する。b：小円筋（短軸）と上腕三頭筋長頭腱付着部（長軸）を描出し、両者の間に交差法で薬液を注入（⇨）する。さらに上腕三頭筋長頭腱の深部へも針を移動させ、薬液を注入する。

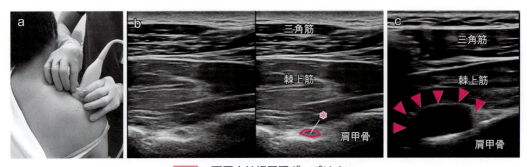

図16 肩甲上神経周囲ガングリオン

a：肩鎖関節・肩峰・肩甲棘で囲まれた三角形にプローブを当てて観察する。b：肩甲上神経・肩甲上動脈（＊）が認められる。c：棘上筋・棘下筋の筋力が低下した症例で、肩甲上切痕付近にガングリオン（▼）が確認される。

肩甲上神経周囲ガングリオン

1. 超音波解剖とプローブの位置

肩鎖関節・肩峰・肩甲棘で囲まれた三角形にプローブを当てると、肩甲上神経ならびに肩甲上動脈が描出される（図16a, b）。

2. 適応疾患（症状）

肩甲上神経がガングリオンによる絞扼を受け、棘上筋・棘下筋の筋力低下をきたしている症例（図16c）が適応となる。ベースに上方関節唇損傷が存在することが多い。

3. エコーガイド下穿刺

①長さ70 mmの20Gないしは18Gカテラン針を使用する。

②局所麻酔として1％リドカインを使用する。

③ガングリオンの場所によって体位を変える。ガングリオンが肩甲上切痕付近であれば坐位にて棘上筋の表層にプローブを当てて施行し、より後方であれば側臥位にて棘下筋の表層にプローブを当てる。肩関節は内外旋中間位とし、棘上筋ないしは棘下筋の長軸像を描出し、平行法にて行う。棘下筋周囲の場合、穿刺は近位側から遠位に向けて施行する（図17a）。

④手順：プローブを当て、穿刺する箇所を消毒する。局所麻酔後、針をプローブ直下に進める。モニタにて針の長軸像を確認し、ガングリオン内へ針を進める（図17b）。最後に吸引を施行する（図17c）。

4. コツとピットフォール

①肩甲上神経周囲ガングリオン穿刺のコツ

ガングリオンの内容物はゼリー状の液体であ

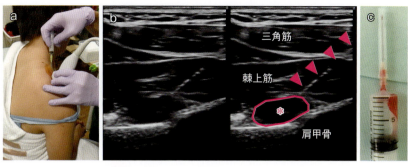

図17　肩甲上神経周囲ガングリオン穿刺
a：近位（頸部側）から平行法にてアプローチする。b：モニタにて針（▼）の長軸像を確認し、ガングリオン（＊）内へ針を進め吸引する。c：ゼリー状の液体が吸引され、直後より筋力の改善を認めた。

り、できる限り長く太い針にて穿刺を行う。吸引が困難な場合は、生理食塩水にてポンピングを行うと吸引が容易になる。

②ピットフォール

肩甲上神経・肩甲上動脈の穿刺である。それらを避けるべく注射はエコーガイド下で行う。

文献

1) Lin A, Gasbarro G, Sakr M：Clinical Applications of Ultrasonography in the Shoulder and Elbow. J Am Acad Orthop Surg 26：303-312, 2018
2) Yamakado K：The Targeting Accuracy of Subacromial Injection to the Shoulder：An Arthrographic Evaluation. Arthroscopy 18：887-891, 2002
3) de Witte PB, Selten JW, Navas A, et al.：Calcific Tendinitis of the Rotator Cuff：A Randomized Controlled Trial of Ultrasound-Guided Needling and Lavage Versus Subacromial Corticosteroids. Am J Sports Med 41：1665-1673, 2013
4) Balint PV, Mandl P：Interventional Musculoskeletal Ultrasound. Essential applications of musculoskeletal ultrasound in rheumatology（Wakefield R, D'Agostino MA）. Saunders Elsevier, Philadelphia, pp.295-316, 2010
5) 三笠元彦：肩峰下滑液包造影．肩関節 9：161-178, 1985
6) Chen H, Narvaez VR：Ultrasound-Guided Quadrilateral Space Block for the Diagnosis of Quadrilateral Syndrome. Case Reports in Orthopedics 2015：378627, 2015

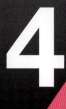

肘関節

横浜市立大学附属病院整形外科　宮武　和馬

　肘関節における疼痛はさまざまであるが、主に関節炎を中心とした関節内の疼痛と、肘部管を中心とした関節外の疼痛、外側上顆炎を中心とした関節内・外が混同した疼痛に分けられる。そのため、肘関節に注射を行う際は、症状の中心が肘関節内にあるか関節外にあるかで関節内・外注射を使い分けている。ただ、外側上顆炎などは関節内・外の症状が混在しているため、滑膜病変に対しては関節内注射あるいは付着部への注射を施行した後に、効果が不十分なときや疼痛が強い場合などには関節外注射を追加することもある。

　これらの注射の際は、肘関節周囲には神経・血管が多く存在していることを理解する必要がある。迂闊に局所麻酔薬入りの注射を行うと、短時間であるが運動麻痺が出現することがある。また、頻度は少ないが神経・血管損傷の危険もある。そのため肘においては、局所麻酔薬入りのトリガーポイント注射は多くは行われてない。しかし、エコーガイド下では、実際に神経・血管をみながら注射ができるため、安全に注射を行うことが可能である。そして、トリガーポイントという曖昧な注射ではなく、診断した部位を的確に画像をみながら治療することが可能である。

　近年ではエコーガイド下に生理食塩水など麻酔効果がない液体を注入したとしても、即時的に痛みが取れる新しい治療が注目されている。わが国では hydro-release、海外では hydrodissection として紹介され、学会や論文などで近年散見される[1〜3]。これらの注射の特徴として薬液の種類については言及していない。生理食塩水、5％ブドウ糖液、局所麻酔薬などで有効性が報告されている。ただ、局所麻酔薬は Na チャネルを薬液の効果でブロックしてしまい、運動神経周囲に注入すると運動麻痺が起こることから、筆者は原液で使用することは少ない。そのため、注入時痛が少ない細胞外液か生理食塩水を使用することが多い。また、ブドウ糖液についても濃度こそ違うものの、prolotherapy と明確に区別するために使用していない。現在は生理食塩水を中心に使用しており、生理食塩水単体でも十分効果を発揮することもわかっている。原理はわかっていないが、現時点では薬液を入れることによる物理的な影響が、神経に何らかの作用を及ぼしていると考えている。

　この手技が有用であることは明らかであるが、まだエビデンスとして確立はできていない現状があり、適応やターゲットなど疑問も尽きない。注射の持続効果についてもわかっていない。症状に応じて、1日、3日、数週間、数ヵ月以上と効果時間はさまざまである。1回の注射で軽快するケースや、1週間に1回など定期的に注射が必要なケースなどもあり、まだまだ解明されていない点が多い。今後のエビデンスの確立が重要である。

肘関節エコーガイド下注射のための超音波解剖

　肘関節エコーガイド下注射を行う際には、まず超音波解剖を理解する必要がある。ここでは注射に合わせた画像の描出方法を提示する。ポイントは、骨性ランドマーク[4]と筋肉、腱、靱帯、神経・血管などの軟部組織を3次元的にイメー

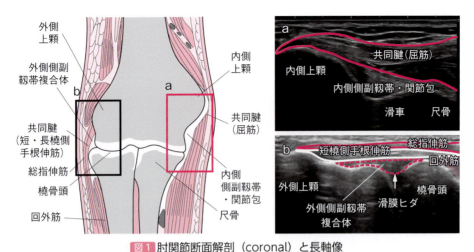

図1 肘関節断面解剖（coronal）と長軸像
外側上顆と内側上顆を中心とした断面解剖とそれに対応した超音波解剖。

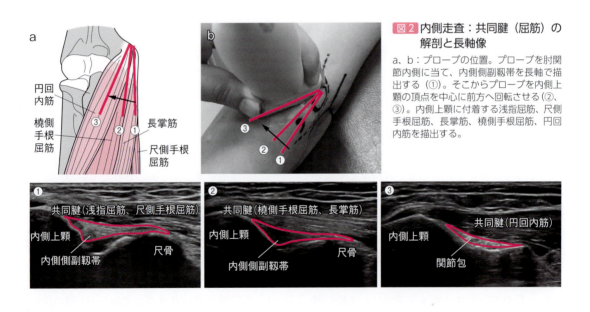

図2 内側走査：共同腱（屈筋）の解剖と長軸像

a, b：プローブの位置。プローブを肘関節内側に当て、内側側副靱帯を長軸で描出する（①）。そこからプローブを内側上顆の頂点を中心に前方へ回転させる（②、③）。内側上顆に付着する浅指屈筋、尺側手根屈筋、長掌筋、橈側手根屈筋、円回内筋を描出する。

ジすることである。以下に注射の際に必要な解剖と超音波解剖、必要な用語を提示していく。

内側上顆には内側側副靱帯、円回内筋、橈側手根屈筋、長掌筋、浅指屈筋、尺側手根屈筋、が付着している。円回内筋、橈側手根屈筋、長掌筋、浅指屈筋、尺側手根屈筋は内側上顆付着部では共同腱（屈筋）を呈している[5]（図1）。

エコー画像にて内側上顆の付着部を観察する際は、まずプローブを肘関節内側に当て、内側側副靱帯を長軸で描出する。共同腱（屈筋）として付着する浅指屈筋、尺側手根屈筋が観察できる。そこからプローブを内側上顆の頂点を中心に前方へ回転させる。内側上顆に付着する長掌筋、橈側手根屈筋、円回内筋を描出する（図2）。

内側上顆の後方には尺骨神経が容易に触れる。プローブを当てると尺骨神経が同定できる（図3-①内側上顆後方）。遠位に移動していくと滑車上靱帯（図3-②滑車上靱帯）、尺側手根屈筋の上腕骨頭と尺骨頭の間を走行する尺骨神

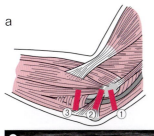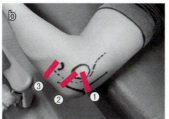

図3 尺骨神経の走行と短軸像
a、b：プローブの位置。①内側上顆後方、②滑車上靱帯、③肘部管

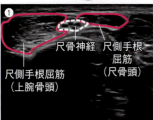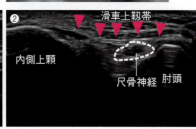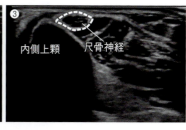

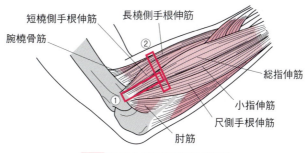

図4 外側上顆に付着する筋群
短橈側手根、総指伸筋、小指伸筋、尺側手根伸筋は共同腱を呈しながら外側上顆に付着する。肘筋はさらに後方から起始し、長橈側手根伸筋は外側顆上稜から起始する。①の断面は図1b を参照。

経を同定できる（図3-③肘部管）。

　短橈側手根伸筋と総指伸筋、小指伸筋、尺側手根伸筋は共同腱（伸筋）を呈しながら外側上顆に付着する[6]。長橈側手根伸筋は外側顆上稜に付着しており、一般的には短橈側手根伸筋と共同腱を呈していない。ただ一部短橈側手根伸筋と共同腱を呈する例も存在する[7]。さらに長橈側手根伸筋の上には腕橈骨筋が存在する（図4）。

　回外筋は外側上顆、尺骨、外側側副靱帯複合体から起始している。橈骨神経はFrohseのアーケードの近位で橈骨神経浅枝と橈骨神経深枝（後骨間神経）に分枝する（図5、6）。

　その後、浅枝は回外筋の上を、深枝は回外筋の中を走行する。

　三頭筋の構造はアキレス腱と類似している。三頭筋腱は肘頭に付着し、肘頭窩を埋めるように三頭筋を裏打ちする脂肪体が存在している。エコー画像では、伸展位で滑車は肘頭に隠れてしまう。屈曲すると滑車が描出され、三頭筋が緊張する（図7）。

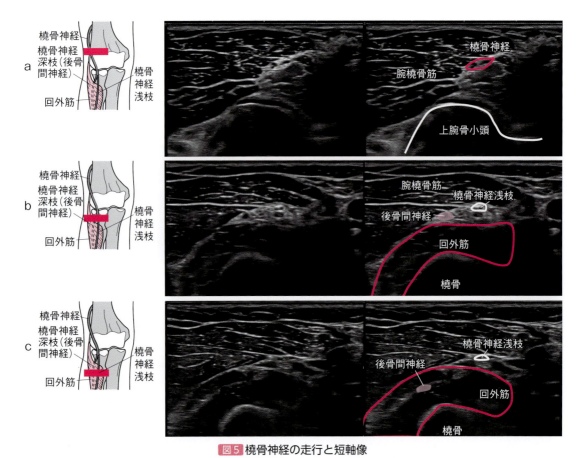

図5 橈骨神経の走行と短軸像

橈骨神経は、腕橈関節付近で橈骨神経浅枝と橈骨神経深枝（後骨間神経）の分岐が確認できる。橈骨神経浅枝は回外筋と腕橈骨筋の間を通過し腕橈骨筋の下を走行する。橈骨神経深枝は分岐後 Frohse のアーケードを通り、回外筋内を走行する (外側上顆から起始する回外筋のみ記載)。

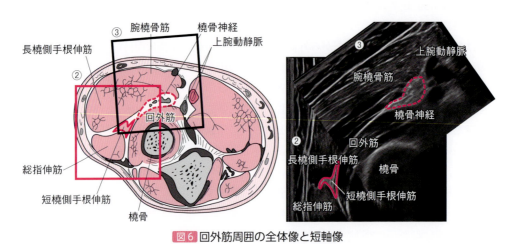

図6 回外筋周囲の全体像と短軸像

②：短橈側手根伸筋-回外筋（図 4-②）、③：腕橈骨筋-回外筋。回外筋の上を総指伸筋、短橈側手根伸筋、長橈側手根伸筋、腕橈骨筋、橈骨神経が取り囲んでいる。外側部の疼痛部位も短橈側手根伸筋だけでなくさまざまある。

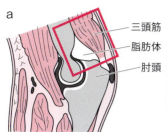
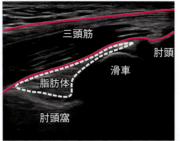
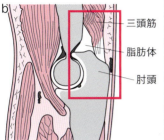
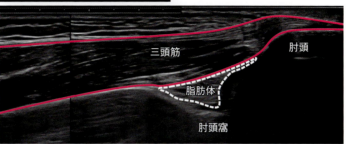

図7 後方走査：三頭筋周囲
a：肘関節 90～100 度屈曲位、b：肘関節伸展位。プローブを肘関節後方に当て、肘頭、肘頭窩、脂肪体を長軸で描出する。屈曲すると滑車が描出され、三頭筋が緊張してくる。伸展位では滑車は肘頭に隠れてしまう。脂肪体と付着部の構造はアキレス腱と類似している。

Intervention　エコーガイド下の治療

関節内

1. 適応疾患（症状）

変形性肘関節症、投球障害肘（内側側副靱帯損傷、肘頭骨軟骨障害）、滑膜ヒダ障害、外側上顆炎、内側上顆炎、結晶性関節炎が適応となる。

2. 推奨される薬剤

ヒアルロン酸、ステロイドなどを使用する。

3. エコーガイド下注射と超音波解剖

一般的には（盲目的注射では）上腕骨小頭、橈骨頭、肘頭の三角形で囲まれる soft spot から注射を行うが、熟練を要する（図8）。

しかしこのような注射も、エコーガイド下であれば容易である。エコーガイド下での方法は大きく分けて外側アプローチと後方アプローチの2通りある[8]）。

①外側アプローチ

肘関節を 100 度程度の屈曲位で手台にのせる（図9a）。

プローブを肘関節外側に当て、外側上顆、上腕骨小頭、橈骨頭を長軸で描出する（図9b）。

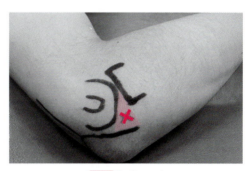

図8 Soft spot
上腕骨小頭、橈骨頭、肘頭の三角形で囲まれる soft spot。盲目的注射で打つ場合はこの soft spot から注射を行う。

短橈側手根伸筋と総指伸筋が共同腱を形成しながら外側上顆に付着する。さらに後方からでも（soft spot 周辺）注射が可能であるが、より下から注射器を刺入することになるため、手技としては煩雑になる。また、後述する外側上顆炎では、時に付着部と関節内の両方に注射することがある。前者の方法で慣れておくと、刺し直しをせずに一度に注射が可能である。

プローブの下方から（図9a）、交差法で上腕骨小頭-橈骨頭間に針先を誘導し注入する。関

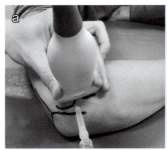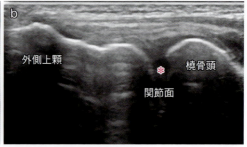

図9 外側アプローチ：交差法と外側走査
a：肘関節100度程度屈曲位で外側からプローブを当てる。下方から消毒を行い、交差法で注射する。b：外側上顆と橈骨頭を描出すると、間に関節面がみえる。交差法で関節内（＊）に針先を誘導する。関節内に薬剤が入ると抵抗感がなくなる。

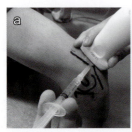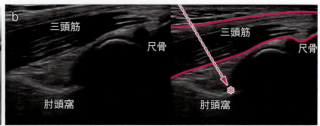

図10 後方アプローチ：交差法と長軸像
a：肘関節90～100度屈曲位程度で手をベッドにのせる。このように交差法で打つ場合は、内側には尺骨神経が存在するため、必ず外側から刺入する。b：三頭筋・尺骨・肘頭窩を描出する。三頭筋を避けるように、交差法で外側から骨に当てるイメージで、＊に針先がみえるように刺入する。平行法の場合は点線の軌跡で針を刺入する。

節内に入っている場合は抵抗を感じない。

②後方アプローチ

　肘関節90度屈曲位で手をベッドにのせる。あるいは手台に上腕をのせ、肘関節90度屈曲位で前腕を垂らす（図10a）。

　プローブを肘関節後方に当て、長軸あるいは短軸で肘頭窩を描出する。肘頭窩に針先を誘導する（図10b）。どちらの場合でも、可能であれば三頭筋外側から三頭筋を傷つけないように針を刺入するとよい。たとえば長軸での場合は、交差法が望ましい。図10bの＊に針先がくるよう誘導する。ただ、三頭筋を貫いても重大な損傷には至らないので、交差法に慣れてない場合は三頭筋を貫きながら図10bの点線の軌道のように平行法で行う。関節内に入っている場合は抵抗感が消失する。

4．注意点、合併症

　後方アプローチの場合、三頭筋の内側には尺骨神経が走行するため、必ず三頭筋の中央〜外側から刺入する。外側アプローチの場合はプローブの上から交差法で行うこともできるが、橈骨神経があるため、プローブの下から交差法で行う方が安全である。

　関節内への注射であるため、感染には注意を払う。筆者は滅菌手袋・滅菌ゼリーなどは使用せず、イソジンで消毒を行うことが多い。これまで感染の経験はないが、これは単なる偶然の産物の可能性もある。関節内への感染は最悪な合併症の一つであるため、自身で行う際には適宜最善の感染対策を行うべきである。

　また、頻回なステロイドや局所麻酔薬の注射は逆に軟骨に悪影響を及ぼすことがあるため[9,10]、最初からヒアルロン酸を使用するか、早めに切

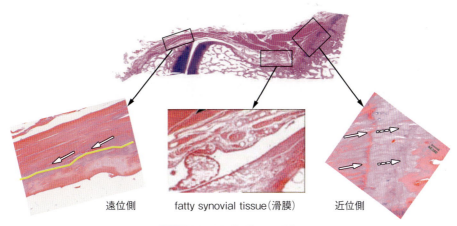

遠位側　　fatty synovial tissue（滑膜）　　近位側

図11 内側側副靱帯の組織像
近位は内側上顆に対して垂直に線維が入り込むのに対して、遠位は斜めに張り付くように付着している。内側側副靱帯を裏打ちするように fatty synovial tissue（滑膜）が存在している。
（資料提供：奈良県立医科大学スポーツ医学教室　熊井　司先生）

り替えることも念頭におく必要がある。

　変形性関節症は関節内の疼痛にみえるが、肘部管症候群など関節外の疼痛も合併していることが多く、注意深く診察してからの治療が重要である。

5. なぜ内側側副靱帯損傷・外側上顆炎・内側上顆炎にも関節内注射が有効か

　付着部障害の病態を考える際に重要なことは「enthesopathy」というキーワードである。筋腱・靱帯付着部の障害とは overuse による enthesopathy である。この enthesopathy を考える際には enthesis の解剖学的構造（enthesis organ）の理解は不可欠である。熊井らはこの構造を電気プラグに例えて説明している[11]。電気コード（軟組織）とプラグ（硬組織）の interface であるゴム部分はもっとも破綻しやすいことをよく経験する。この構造こそが、腱・靱帯（軟組織）と骨（硬組織）の関係に類似しており、付着部障害の一つ目のメカニズムである。

　また、enthesopathy を考える際には enthesis organ concept も理解する必要がある[12]。内側側副靱帯周囲や短橈側手根伸筋付着部などは、enthesis に裏打ちする滑膜・脂肪が存在する[13]（図11）。

　Enthesis は修復機能に乏しいため、enthesis

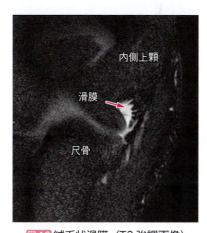

図12 絨毛状滑膜（T2 強調画像）
14歳投手。内側側副靱帯の関節面側に絨毛状の滑膜増生を認める。関節内にステロイドを1回注射し、症状は劇的に改善した。

organ 内で血管や神経が多く存在する滑膜組織が作用することで、炎症反応に伴って疼痛などの症状が発現し、引き続いて修復反応が起こると考えられている（synovio-entheseal complex）。つまり、付着部障害の疼痛の原因として滑膜炎を必ず考えなければならない（図12）。

　以上をまとめると、軟組織と硬組織の interface である付着部はもっとも破綻しやすく、血流に乏しいため、裏打ちした滑膜から修復機構が働くため炎症を起こすと考えられる。

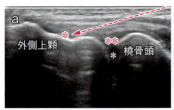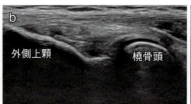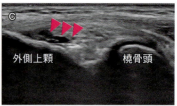

図13 外側上顆注射

a：共同腱の深層部（＊）に対して針を刺入する。滑膜ヒダに炎症が疑われる場合は、滑膜ヒダ（＊＊）に直接注射を加えることや、関節内（＊）に注射を追加することもある。数ヵ所に分けて打つこともあるため、交差法が望ましい。b、c：外側上顆注射前（b）と後（c）。共同腱（伸筋）の深層部に対して薬剤を注入すると、共同腱の断裂部（▼）が明瞭化することがある。

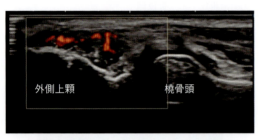

図14 共同腱における血流シグナルの増加

共同腱のfibrillar patternの不整と血流シグナルの増加（パワードプラ）がみられる。

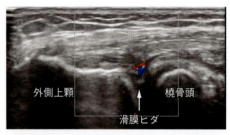

図15 滑膜ヒダにおける血流シグナルの増加

滑膜ヒダに限局した血流シグナルの増加がみられる（カラードプラ）。

　この滑膜炎が難治化すると、たとえば外側滑膜ヒダ障害を合併した難治性外側上顆炎となる。炎症は後方の滑膜ヒダにまで波及することもある。また、内側側副靱帯の疼痛を訴える患者の中には、滑膜炎が潜んでいる場合があり、関節内注射が著効する例が存在する[14]。

外側上顆

1. 適応疾患（症状）

　外側上顆炎、滑膜ヒダ障害（外側）が適応となる。

2. 推奨される薬剤

　ヒアルロン酸、ステロイドなどを使用する。

3. エコーガイド下注射と超音波解剖

　関節内注射の外側アプローチと同様に、肘関節を100度屈曲位で手台にのせ、描出する（図13a）。外側上顆、小頭、橈骨頭、短橈側手根伸筋と総指伸筋の共同腱、滑膜ヒダ（外側）を長軸で描出する（図13b）。交差法、あるいは平行法で針を刺入する。滑膜炎由来の疼痛をターゲットにしているため、薬剤は深層部に注入する。深層部は抵抗感が強く、薬液は少量しか注入できない。また断裂部、血流シグナルの増加している部分（図14）に直接薬液を注入する方法もある。特に断裂部への注入は、関節内と交通していることが多く、抵抗感は少ない。注入後はより断裂が明瞭になる（図13c）。滑膜ヒダの炎症が強い場合（図15）は、交差法で外側上顆注射を行い、そのまま注射針の向きを変え、関節内にも注射を行う。

4. 注意点、合併症

　外側上顆炎に対する注射の薬剤については、2002年にLancet誌で発表されて以来、迷走している（図16）[15]。ステロイドの使用はむしろ長期的には悪化を招くといった風潮がこのころから出てきた。ただ、今までは盲目的注射であったため、どこにどのくらい薬剤が入っているか不明な点も多い。少ない量のステロイドで的確な注射を行うことでどのような結果になるかの検討がこれからの課題である。また、ステ

Chapter 4 肘関節

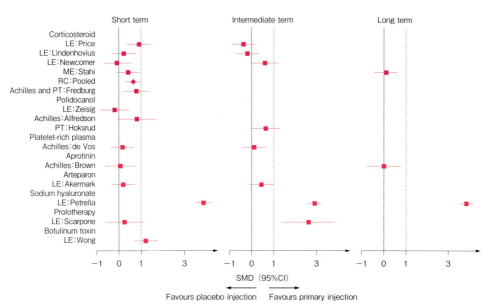

図16 各種薬剤による短期・中期・長期成績

ステロイドの投与は短期的には良好であるが、中期になると逆に不良の例も存在する。Prolotherapy、ヒアルロン酸は良好というデータであるが、文献は少なく今後の追跡調査が必要である。
(Smidt N, van der Windt DA, Assendelft WJ, et al.: Corticosteroid injections, physiotherapy, or a wait-and-see policy for lateral epicondylitis: a randomised controlled trial. Lancet 359: 657-662, 2002 より引用)

ロイドを使用すると痛みが急激によくなるため、過度にくり返し使用してしまうことも問題の一つであろう。注射後の対応も統一して調査する必要がある。

さらに、前述の論文ではステロイド単独と、無処置、理学療法を比べているだけであり、ステロイドと理学療法を組み合わせた治療なども今後追試が必要と考える。

さらに注目したいものとして、ヒアルロン酸が挙げられる。付着部障害へのヒアルロン酸注射の有用性はアキレス腱障害を中心に徐々に報告されている[11]。ステロイドよりも安全なことから、アキレス腱だけでなく肘の付着部障害にも今後使用されていくことが予想される[16]。

内側上顆

1. 適応疾患（症状）

内側上顆炎が適応となる。

2. 推奨される薬剤

ヒアルロン酸、ステロイドなどを使用する。

3. エコーガイド下注射と超音波解剖

肘関節を軽度屈曲位で手台にのせる。プローブを肘関節内側に当て、内側側副靱帯を長軸で描出する（図17a）。そこからプローブを内側上顆の頂点を中心に前方へ回転させる（図17b, c）。内側上顆に付着する橈側手根屈筋、円回内筋を描出する。Bモードで微小断裂を確認するか（図18）、Bモードでわかりにくい場合はドプラモードで血流増加を確認する。一般的には断裂部、血流の増加がみられる部分に注射を行う。筆者は橈側手根屈筋や円回内筋の付着部の深層部に注射を行っている。

4. 注意点、合併症

内側上顆炎は一般的にゴルフ肘とも呼ばれている。ただ野球選手にも内側上顆の疼痛を訴える例が少なからず存在する。その場合は内側側副靱帯、共同腱（屈筋）の中でも内側寄りの浅指屈筋、尺側手根屈筋の痛みが多い[17]。スポーツによっても障害される部位が異なるため、注意深い鑑別が重要である。

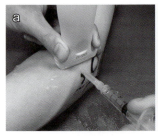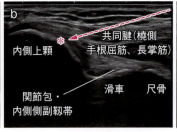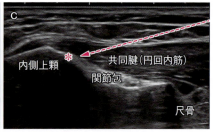

図17 内側上顆注射

橈側手根屈筋、円回内筋どちらの症状かによって、注射の方法は異なる。断裂部、血流シグナルの増加している部位での注射か、もしくは損傷した筋腱の深層を狙う。画像は交差法（＊）であるが、平行法の場合は破線矢印の軌道で針を刺入する。

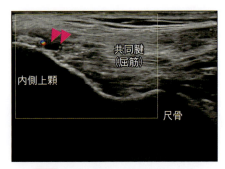

図18 内側上顆炎（部分断裂あり）

共同腱（屈筋）の部分断裂（▼）とわずかな血流シグナル増加がみられる。断裂部に対して針を刺入する。

三頭筋付着部

1．適応疾患（症状）
三頭筋付着部炎、後方脂肪体インピンジメントなどが適応となる。

2．推奨される薬剤
ヒアルロン酸、ステロイドなどを使用する。

3．エコーガイド下注射と超音波解剖
肘関節軽度屈曲位で手台にのせる。プローブを肘関節後方に当て、肘頭、肘頭窩、三頭筋を長軸で描出する（図19a）。

Bモードで微小断裂を確認するか、Bモードでわかりにくい場合はドプラモードで血流増加を確認する（図19b）。断裂部、血流の増加がみられる部分に注射を行う。

また、動的に観察を行い、伸展時に脂肪体がインピンジメントを起こしていないか観察を行う。

4．注意点、合併症
すべての筋・腱付着部障害に共通しているが、ステロイドの頻回の投与は変性・断裂を引き起こすので注意が必要である。また、闇雲（盲目的）に正常部分にも薬剤を注入してしまうことも返って悪影響であることを肝に銘じるべきである。付着部障害の注射はエコーガイド下が必須である。

三頭筋の内側には尺骨神経が走行しているため、尺骨神経損傷のリスクがある。必ず三頭筋の中央〜外側から針を刺入する。

尺骨神経

1．適応疾患（症状）
肘部管症候群、その他の尺骨神経障害（尺骨神経脱臼も含む）が適応となる。

2．推奨される薬剤
ステロイド、局所麻酔薬、ヒアルロン酸、生理食塩水などを使用する。

3．エコーガイド下注射と超音波解剖
①肘部管注射

臥位になり、肩関節90度外転位、肘関節90度屈曲位で行う（図20b）。まず尺骨神経に絞扼がないかを長軸で確認する。肘部管での圧迫がある場合や、Tinel signが陽性の場合、注射を検討する。尺側手根屈筋の上腕骨頭と尺骨頭を描出し、その間を走行する尺骨神経を同定する（図20c）。

注射は交差法あるいは平行法で行う。筆者は交差法での注射を好む。その理由は、そのまま

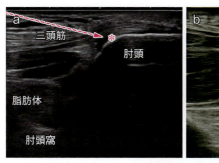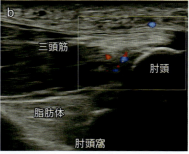

図19 三頭筋注射
a：三頭筋の付着部のなるべく深層部に注射を行う。微小断裂や血流シグナルの増加がみられる場合は、その部位に注射を行う。b：三頭筋炎。炎症が皮下まで波及しており、皮下にも敷石状変化を認める。三頭筋内に血流シグナルの増加を認める。本症例では血流シグナルの増加している部分にヒアルロン酸を注射した。注射後1週間で症状は軽快した。

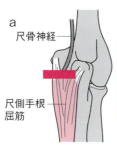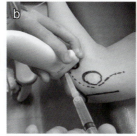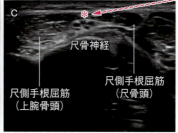

図20 肘部管注射
a：プローブの位置。b：臥位にて肩関節外転・外旋位で行う。尺側手根屈筋の上腕骨頭、尺骨頭の間を走る尺骨神経を同定する。c：画像は交差法（＊）であるが、平行法の場合は破線矢印の軌道で針を刺入する。

プローブを長軸に回転させることで、尺骨神経に沿って近〜遠位まで注射が可能であるからである。

②内側上顆周辺注射

肘部管から近位に移動していくと、滑車上靱帯が描出できる（図3）。そこからさらに近位で内側上顆と尺骨神経が接する位置を探す。内側上顆に沿って、平行法で尺骨神経の下方に注射する（図21）。

4. 注意点、合併症

尺骨神経障害においては、どこが問題か診断することがもっとも重要である。まず鎖骨上や斜角筋の圧痛などを確認し、胸郭出口症候群を除外する。さらに圧痛・Tinel sign でどの部位で障害されているかを把握した後、エコー検査を行い絞扼や腫脹の有無を確認していく。ただし、必ず絞扼や腫脹を伴う訳ではない。神経が腫れている場合は paraneural sheath の中にステロイドを注入することもある。Paraneural sheath 内に薬液が入ると、神経のまわりに薬剤が広がるドーナツサインがみられる（図22）。Paraneural sheath 内を攻めるために高画質なエコー機器が求められる。

また、尺骨神経障害に対する hydro-release の有用性も報告されてきている[1]。そのため、筆者は腫脹を伴わない神経障害に対しては、生理食塩水を用いた肘部管注射、尺骨神経脱臼に対しては内側上顆周辺での注射も行っている。

尺骨神経の横には伴走する尺骨動脈がある。動脈内に薬剤を入れないように注意を払う。わずかに拍動が確認できるが、わからない場合は必ずドプラモードで確認を行う。

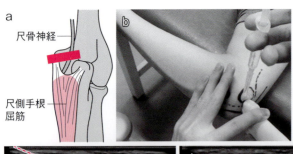

図21 内側上顆周辺注射
a：プローブの位置。b：臥位にて肩関節外転・外旋位で行う。c, d：内側上顆の後方を走る尺骨神経を同定する。平行法で尺骨神経の下に針先（▼）を誘導する。脱臼例に有効である。

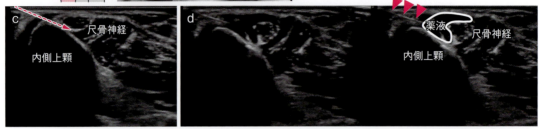

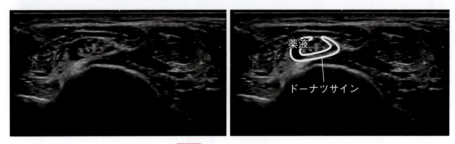

図22 ドーナツサイン
Paraneural sheath 内に薬液が入ると、神経の周囲を包み込むように薬剤が広がる。

5. 滑車上肘筋と尺骨神経障害（図23）[18]

尺骨神経障害を引き起こす部位としては Struthers' arcade、筋間中隔、肘部管、尺骨神経脱臼などさまざまある。その中に滑車上肘筋によるものがある。臨床で筋腹を認める頻度は3.5〜17.3％程度である[19,20]。数字だけみると滑車上肘筋があるからといって障害に直結しないことが予想される。ただ少なからず anomaly があることを理解しておく必要がある。また、どの部位の障害であれ、むやみに保存療法を行う必要はない。手術に切り替える必要も念頭に置きながら診療にあたる。

橈骨神経

1. 適応疾患（症状）

外側上顆炎、原因不明の外側部痛（回外筋症候群、橈骨神経障害、腕橈骨筋症候群）などが適応となる。

2. 推奨される薬剤

局所麻酔薬、生理食塩水などを使用する。

3. エコーガイド下注射と超音波解剖

肘関節を伸展、回外位で手台にのせる。橈骨、回外筋、腕橈骨筋を短軸で描出する（図1b）。交差法、あるいは平行法で針を刺入する。橈骨神経の本幹や浅枝に注射をする場合は、回外筋の fascia からはがすようなイメージで神経の下から注入する（図24）。橈骨神経深枝に注射する場合は、Frohse のアーケードで入り込む部位で行う。

4. 注意点、合併症

肘外側痛の hydro-release の中でも、もっとも頻用される注射である。

Chapter 4 肘関節

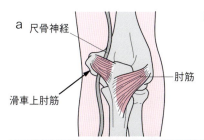

図23 滑車上肘筋の解剖と短軸像
a：滑車上肘筋は、肘筋と対称的に滑車と尺骨をつなぐように走行する。
b、c：滑車上肘筋を切離すると、下に尺骨神経がみえてくる。
d：エコー画像でも尺骨神経の上に滑車上肘筋の存在が確認できる[18]。
(De Maeseneer M, Brigido MK, Antic M, et al.：Ultrasound of the elbow with emphasis on detailed assessment of ligaments, tendons, and nerves. Eur J Radiol 84：671-681, 2015 より引用)

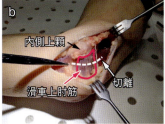
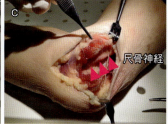
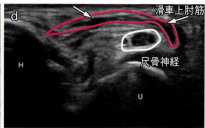

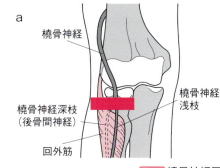
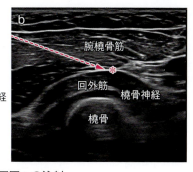

図24 橈骨神経周囲への注射
肘関節回外位にて行う。交差法、あるいは平行法で、回外筋と橈骨神経浅枝を分けるように薬剤を注入する。Fascia の間をはがすようなイメージで注入する。

　この方法は、腕橈骨筋、回外筋、橈骨神経の疼痛や、原因不明な肘外側部痛に対しても有効なことがある。ただ橈骨神経の疼痛はこのレベルだけとは限らない。特に橈骨神経溝の部位や Wartenberg 症候群での entrapment などを中心にさまざまある[21]。圧痛点や Tinnel sign を注意深く診察し治療にあたる。また、橈骨神経の周囲への注射のため、神経損傷が起こらないように注意を払う。
　筆者は、尺骨神経同様、橈骨神経の hydro-release も積極的に行っており、一時的にも麻痺を作りたくない場合は生理食塩水など、局所麻酔薬を用いない薬剤を用いる。

おわりに

　運動器に対するエコー診療が本格的に導入され始め、痛みの治療の概念が変わってきている。そのため hydro-release に目が向き始めている。今後もさまざまな部位への注射方法が出てくることが予想される。
　一人でも多くの患者を救うために、この章が肘関節の「痛み」を攻略する一つのツールになってもらえればと思う。

文献
1) Cass SP：Ultrasound-Guided Nerve Hydrodissection：What is it? A Review of the Literature. Curr

Sports Med Rep **1**：20-22, 2016

2) Lam SKH, Reeves KD, Cheng AL：Transition from Deep Regional Blocks toward Deep Nerve Hydrodissection in the Upper Body and Torso：Method Description and Results from a Retrospective Chart Review of the Analgesic Effect of 5% Dextrose Water as the Primary Hydrodissection Injectate to Enhance Safety. Biomed Res Int **2017**：7920438, 2017

3) Feder RR, Mitchell JJ, Chadayammuri VP, et al.：Percutaneous Ultrasound-Guided Hydrodissection of a Symptomatic Sural Neuroma. Orthopedics **38**：1046-1050 , 2015

4) De Maeseneer M, Marcelis S, Cattrysse E, et al.：Ultrasound of the elbow：A systematic approach using bony landmarks. Eur J Radiol **81**：919-922, 2012

5) Otoshi K, Kikuchi S, Shishido H, et al.：The proximal origins of the flexor-pronator muscles and their role in the dynamic stabilization of the elbow joint：an anatomical study. Surg Radiol Anat **36**：289-294, 2014

6) Nimura A, Fujishiro H, Wakabayashi Y, et al.：Joint capsule attachment to the extensor carpi radialis brevis origin：an anatomical study with possible implications regarding the etiology of lateral epicondylitis. J Hand Surg Am **39**：219-225, 2014

7) Greenbaum B, Itamura J, Vangsness CT, et al.：Extensor carpi radialis brevis. An anatomical analysis of its origin. J Bone Joint Surg Br **81**：926-929, 1999

8) Louis LJ：Musculoskeletal ultrasound intervention：principles and advances. Ultrasound Clin **4**：217-236, 2009

9) Farkas B, Kvell K, Czömpöly T, et al.：Increased Chondrocyte Death after Steroid and Local Anesthetic Combination. Clin Orthop Relat Res **468**：3112-3120, 2010

10) Nakazawa F, Matsuno H, Yudoh K, et al.：Corticosteroid treatment induces chondrocyte apoptosis in an experimental arthritis model and in chondrocyte cultures. Clin Exp Rheumatol **20**：773-781,

2002

11) 熊井　司：筋・腱付着部損傷の治療―ヒアルロン酸の局所注入療法―. MB Orthop **27**：35-40, 2014

12) McGonagle D, Lories RJ, Tan AL, et al.：The Concept of a "Synovio-Entheseal Complex" and Its Implications for Understanding Joint Inflammation and Damage in Psoriatic Arthritis and Beyond. Arthritis Rheum **56**：2482-2491, 2007

13) 篠原靖司, 熊井　司：ミクロの解剖. 肘実践講座 よくわかる野球肘 肘の内側部障害―病態と対応―（山﨑哲也, 柏口新二, 能勢康史, 編）. 全日本病院出版会, 東京, pp.18-25, 2016

14) 宮武和馬：内側支持機構の高分解能 MRI 検査と読影. 肘実践講座 よくわかる野球肘 肘の内側部障害―病態と対応―（山﨑哲也, 柏口新二, 能勢康史, 編）. 全日本病院出版会, 東京, pp.69-78, 2016

15) Smidt N, van der Windt DA, Assendelft WJ, et al.：Corticosteroid injections, physiotherapy, or a wait-and-see policy for lateral epicondylitis：a randomised controlled trial. Lancet **359**：657-662, 2002

16) Petrella RJ, Cogliano A, Decaria J, et al.：Management of Tennis Elbow with sodium hyaluronate periarticular injections. Sports Med Arthrosc Rehabil Ther Technol **2**：4, 2010

17) Lin CW, Chen YH, Chen WS：Application of Ultrasound and Ultrasound-Guided Intervention for Evaluating Elbow Joint Pathologies. J Med Ultrasound, **20**：87-95, 2012

18) De Maeseneer M, Brigido MK, Antic M, et al.：Ultrasound of the elbow with emphasis on detailed assessment of ligaments, tendons, and nerves. Eur J Radiol **84**：671-681, 2015

19) Chalmers J：Unusual causes of peripheral nerve compression. Hand **10**：168-175, 1978

20) 鈴木孝弘, 長岡正宏, 佐藤謹也：滑車上肘筋を伴った肘部管症候群. 日手会誌 **12**：417-421, 1995

21) Herma T, Baca V, Yershov D, et al.：A case of a duplicated superficial branch of radial nerveand a two-bellied brachioradialis muscle presenting a potential entrapment syndrome. Surg Radiol Anat **39**：451-454, 2017

Chapter 5 手指と手関節

広島大学大学院医系科学研究科運動器超音波医学　中島　祐子

使用装置と清潔操作

　目的とする組織はきわめて浅い部分に存在していることが多いため、ほかの部位同様高周波リニアプローブを用いるが、プローブを当てる面が狭い部位にはホッケースティック型のプローブも走査がしやすく便利である（図1）。プローブと針の刺入部位までの距離が比較的ある場合には、通常の検査と同じようにゼリーを用いて観察し、針の刺入部は別にアルコール消毒をしているが、このときゼリーはプローブから多くはみ出さないように最小限でよい。プローブと針の刺入部位までの距離が近い場合には、ゼリーは用いず消毒液のみで観察部位と刺入部の皮膚を濡らす。短時間ならこの方法で十分に観察、注射が可能である。プローブにアルコールが直接接触することになるため、使用後は丁寧に消毒液を拭き取るか、もしくはプローブに防水テープなどを貼り付けて使用する。

薬液と注射針

　当科では手外科領域の注射はステロイド注射が多い。近年の生理食塩水を用いたhydro-releaseの応用も腱や神経の周囲といった関節外病変には効果があると思われるが、筆者は経験が少ないため議論はできない。

　ステロイドの中でも、その効果から懸濁性のトリアムシノロンアセトニドを用いることが多いが、副作用として皮膚白斑、脂肪萎縮、腱断裂、腱鞘断裂などの報告があるため、量、濃度、頻度などには注意し、患者には事前に副作用について説明しておく必要がある。頻回の注射を希望する患者にはトリアムシノロンアセトニドではなく、デキサメタゾンを用いることもある。

　また、本稿で紹介している注射は、基本的に27 G針19 mmを使用しているが、症状や注射方法にあわせて適宜25 mm、40 mmなどの針を選択してもよい。

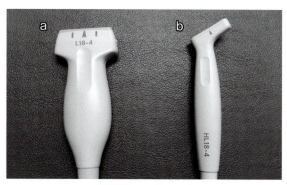

図1　使用プローブ
a：高周波リニアプローブ、b：ホッケースティック型リニアプローブ

Intervention　エコーガイド下の治療

手指屈筋腱

1. 適応疾患（症状）
狭窄性腱鞘炎、弾発指、屈筋腱滑膜炎が適応となる。

2. 超音波解剖
正常腱は短軸像では高エコーでまるく、MP関節レベルで薄い無〜低エコー（黒）の腱鞘（A1 pulley）で囲まれており、長軸像ではfibrillar patternと呼ばれる線状高エコーの層状配列を呈する。腱鞘炎では、A1 pulleyの肥厚と腱の腫大が特徴的である。時に屈筋腱周囲の腱鞘内に滑液の貯留を認める。またドプラモードを用いて観察すると腱鞘や腱周囲に血流信号を認めることが多い。長軸像でもA1 pulleyの肥厚と腫大した屈筋腱を認める。一部fibrillar patternが乱れdark tendon signという低エコー領域がみられることもある[1]（図2）。

3. エコーガイド下注射
示指から小指に関してはエコーで手掌部の屈筋腱長軸像を確認しながら、手掌指皮線から中枢に向かって針を平行法で刺入して針先をA1 pulleyの末梢から腱鞘内に入れて薬液を注入する（図3）。針は一旦屈筋腱を貫いても問題ないと考えられ、腱の深層もしくは浅指屈筋腱と深指屈筋腱の間で薬液が抵抗なく腱鞘内に広がるのが確認できる部位で注入している。抵抗が強い状態で無理やり薬液を注入することは避ける。母指は橈側外転位で注射をしようとすると、橈側から屈筋腱に斜めにプローブが当たりやすく、刺入点が橈側になり橈側指神経を損傷する危険性があるため、掌側外転位を保ち、プローブが屈筋腱の掌側から当たるように注意する。長軸像でA1 pulleyの末梢から平行法で針を刺入するのは、母指の方向やMP関節の角度からやや困難なため、母指では長母指屈筋腱の短軸像を確認しながら末梢から交差法で刺入す

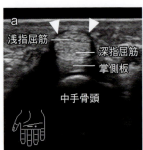 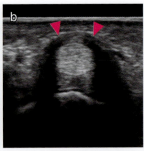 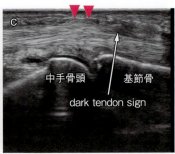

図2　手指屈筋腱
a：正常中指短軸像、b：中指弾発指短軸像、c：中指弾発指長軸像、▽：A1 pulley、▼：肥厚したA1 pulley

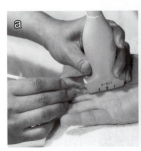 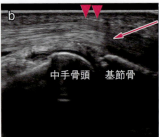 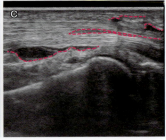

図3　手指屈筋腱腱鞘内注射
a：長軸平行法での注射。b：刺入目標。矢印の方向で針を腱鞘内（浅指屈筋と深指屈筋の間もしくは深指屈筋深層）に進める。c：腱周囲や腱間に薬液の広がり（破線）が確認できる。▼：肥厚したA1 pulley

Chapter 5 手指と手関節

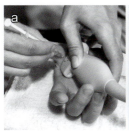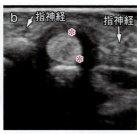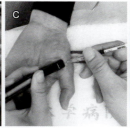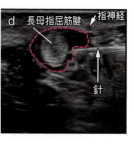

図4 母指屈筋腱腱鞘内注射
a：短軸交差法での注射。b：刺入目標。腱鞘内（屈筋腱と腱鞘の間もしくは深層）に針先（＊）を進める。屈筋腱の中では注入しないように針を動かして抵抗のない部位で注入し、プローブをスライドさせて薬液の広がりを確認する。c：短軸平行法での注射。d：薬液の広がり（破線）。腱鞘部分では薬液が入りにくいため腱鞘の中枢で注入する。

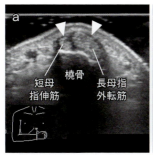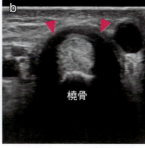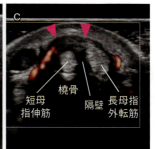

図5 第1背側区画短軸像
a：正常例。b：ドケルバン病隔壁なし例。c：ドケルバン病隔壁あり例（パワードプラ）。▽：腱鞘、▼：肥厚した腱鞘

る方法か、もしくは橈側のやや背側から平行法で刺入する方法（図4）を用いる。薬液はメピバカイン 0.4 mL ＋ トリアムシノロンアセトニド 4 mg（0.1 mL）を使用している。近年、腱鞘内注射と腱鞘外注射では効果に差がないという報告[2]もあり、実際皮下組織内で A1 pulley 上に薬液を注入しても効果はある。薬液の注入部位については今後も議論がなされるだろう。

4. 注意点

屈筋腱の両側には指神経が走行しているため、針の刺入方向には注意する。特に母指の場合は内転位や橈側外転位では針の刺入点が橈側指神経近くになりやすいため、神経の位置を確認しておく。頻回の注射や高濃度の薬液は腱断裂を惹起する恐れがあるため避ける。注射後短期間で再発するような場合は手術を勧める。明確な根拠はないが、筆者は注射の間隔の目安を3ヵ月以上とし、3度繰り返す場合には手術を勧めている。

第1背側区画

1. 適応疾患（症状）

ドケルバン病が適応となる。

2. 超音波解剖

橈骨茎状突起部の第1背側区画を短軸で観察すると腱鞘に囲まれた短母指伸筋腱（背側）と長母指外転筋腱（掌側）が確認できる。解剖学的研究では 20〜40％に隔壁を認め[3]、隔壁は両腱の間に存在する低エコー組織として描出される。通常背側の短母指伸筋腱よりも長母指外転筋腱の方が太く、複数認めることが多い。隔壁がある例は隔壁の橈骨付着部が凸になっていることが多く、隔壁がない例では両腱の境界がはっきりしないこともある。ドケルバン病では腱鞘の肥厚と腱の腫大が特徴的で、時に腱鞘の中枢や末梢で腱周囲に滑液の貯留を認め、ドプ

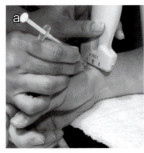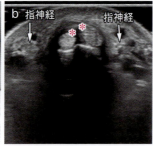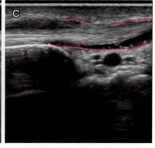

図6 第1背側区画腱鞘内注射

a：短軸交差法での注射。b：刺入目標。腱鞘内（腱と腱鞘の間もしくは深層）に針先（＊）を進める。腱鞘部分では薬液が入りにくいため腱鞘の中枢もしくは末梢で注入している。c：薬液の広がり（破線）。短軸交差法の注射後に長軸で薬液の広がりを確認した。

ラモードで肥厚した腱鞘部や腱周囲に血流信号が確認できる（図5）。また、腱鞘の掌側と背側には皮静脈があり、高解像度の装置であればそこに伴走する橈骨神経浅枝が確認できる。

3. エコーガイド下注射（図6）

まず短軸で隔壁の有無、橈骨神経浅枝の位置を確認し、刺入部を決めるが、腱鞘の末梢で腱の真上であれば神経損傷の可能性は少ないと考えられる。プローブの向きは短軸でも長軸でも問題ないが、筆者は短軸のエコーガイドを用い、末梢から針を腱鞘内に刺入している。肥厚した腱鞘高位での注入は抵抗が強く難しいことがあり、その場合は針先を少し中枢か末梢に移動して薬液を注入する。中枢から刺入してもよいが、中枢で両腱上を橈骨神経浅枝が掌側から背側に横切っていることが多いため、事前にエコーで確認しておいた方がよい。隔壁がある場合に薬液をどこに注入するかは議論の余地があるが、手術で隔壁がある場合には短母指伸筋腱側の腱鞘も長母指外転筋腱側の腱鞘も確実に切開することが大切という意見が多いことや、両腱の腱鞘肥厚を認めることもあることから、筆者は薬液も両腱鞘内に注入するように針先の位置を調整している。ただし、腱鞘の中枢や末梢で注入する場合にはこれに限らない。薬液はメピバカイン0.9 mL＋トリアムシノロンアセトニド4 mg（0.1 mL）を使用している。

4. 注意点

橈骨神経浅枝の医原性損傷を避けるべく、神経の位置を確認してから刺入部を決めた方がよい。また、この部分は皮下組織が非常に薄く、皮下に多く薬液が漏れると、トリアムシノロンアセトニドによる皮膚白斑や脂肪萎縮などの副作用を認めることがあるため、薬液が多く漏れるようなら全量を注入せずに終了することもある。頻回の注射は避け、注射後短期間で再発するような場合は手術を勧める。

指節間関節

1. 適応疾患（症状）

ヘバーデン結節、ブシャール結節、関節リウマチが適応となる。

2. 超音波解剖

全体像をみることは難しいが、骨棘の存在はエコーでも観察できるため、変形の有無を診断できる。ヘバーデン結節は遠位指節間（DIP）関節を背側から、ブシャール結節は近位指節間（PIP）関節を背側からそれぞれ長軸で観察すると、骨棘がよくわかる。骨棘は高エコーの線の明らかな突出と不整像として観察される。解像度の高い装置であれば骨棘の表層に伸筋腱が存在しているのがわかる（図7）。時に関節水腫が関節内の無エコー領域として認められ、滑膜炎はドプラモードにて関節内に血流信号を認めるが、変形性関節症では明らかな関節水腫や滑膜

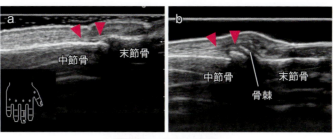

図7 DIP関節長軸像
a：中指正常例、b：中指ヘバーデン結節例、▼：伸筋腱

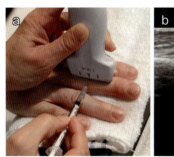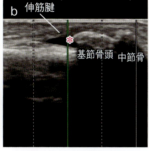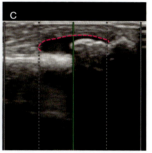

図8 指節間関節内注射
a：長軸交差法での注射。b：刺入目標（中指ブシャール結節例）。関節内（骨棘中枢伸筋腱深層）に針先（＊）を進める。縦線は装置付属のアシストライン。c：薬液の広がり（破線）。

炎をエコー上で観察できる症例は多くない。

3. エコーガイド下注射（図8）

背側から長軸で観察すると、ヘバーデン結節では末節骨基部の骨棘が中枢に伸びており、ブシャール結節では中節骨基部の骨棘が中枢に伸びている。骨棘の背側には伸筋腱が観察できる。関節を間隙で狙うのも可能ではあるが、非常に間隙が小さいため簡単とはいえない。そのため、筆者は骨棘の中枢、伸筋腱の深層に側方から交差法で針を刺入している。関節包はそれよりも中枢に付着しているため、ここから薬液を注入しても関節内に薬液が広がるのがよくわかる。通常のプローブだと指に対して大きいため平行法はやや困難であるが、目的部位を画面の端にして行う平行法や、ホッケースティック型リニアプローブを用いればもう少し方向の自由度が上がるため、中枢から平行法で刺入するのもよいであろう。掌側の指動脈、指神経の損傷を起こさずに針先を関節内に誘導できる経路

であればよい。ただし、この部位は皮膚、皮下組織、伸筋腱ともに非常に薄く、腱断裂の報告もありトリアムシノロンアセトニドの副作用には特に注意を要する。

薬液はメピバカイン 0.3 mL＋トリアムシノロンアセトニド 4 mg（0.1 mL）を基本としているが、関節の大きさによってはもう少しメピバカインの量を減量したり、もしくは全量使わず終了することもある。

4. 注意点

交差法の場合は針を深く刺入しすぎると関節外注射となることがあるため、関節中央付近をエコーで描出している場合には、針先が画面内のよい位置に点で確認できたらその場で薬液を注入する。

母指手根中手（CM）関節

1. 適応疾患

母指CM関節症が適応となる。

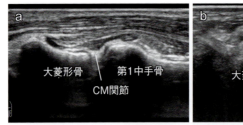
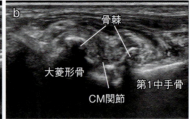

図9 母指CM関節長軸像
a：正常例、b：母指CM関節症例

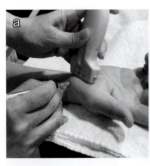
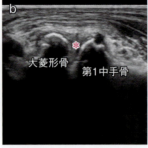
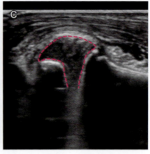

図10 母指CM関節内注射
a：長軸交差法での注射。b：刺入目標（母指CM関節症例）。関節内（大菱形骨と第1中手骨の間）に針先（＊）を進める。c：薬液の広がり（破線）。

2. 超音波解剖

プローブを母指球に当て、母指CM関節を掌側から長軸で観察する。大菱形骨と第1中手骨の長軸が同一画面に描出されるようにする。変形性関節症では骨棘形成が目立つようになるが、骨棘は高エコーの線の明らかな突出と不整像として観察される（図9）。時に関節水腫が関節内の無エコー領域として認められ、滑膜炎があればドプラモードにて関節内に血流信号を認める。

3. エコーガイド下注射（図10）

掌側から観察しながら、橈側から交差法で針を刺入するのが安全かつ簡便である。関節の皮膚表面からの深さを画像内で確認し、刺入点を下げて橈側から超音波ビームに対し90度となるように刺入すれば、理論的には関節内に針が点として現れる。手技が難しいと感じるときは、少し浅めに針を刺すと母指球筋内に針が現れるため、少しずつ角度をつけて深くしながら最終的に関節内に針が現れるように調整するとよい。

薬液はメピバカイン0.4 mL＋トリアムシノロンアセトニド4 mg（0.1 mL）を使用している。

4. 注意点

指節間関節内注射と同様、針を深く刺入しすぎると関節外注射となることがあるため、関節中央付近をエコーで描出している場合には、針先が関節内に点で確認できたらその場で薬液を注入する。

手根管

1. 適応疾患（症状）

手根管症候群、屈筋腱滑膜炎が適応となる。

2. 超音波解剖

手首皮線上にプローブを当てると月状骨レベルの短軸像となるが、手根管の入口部とほぼ等しい部位となり、表層に正中神経、その深層に手指屈筋腱が確認できる。典型的な手根管症候群では偽神経腫を認め、軽度低エコーとなる（図11）。尺側には豆状骨が確認でき、尺骨動脈と尺骨神経が走行するGuyon管が観察できる。

Chapter 5 手指と手関節

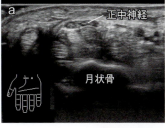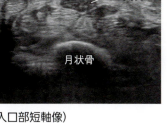

図11 手根管（入口部短軸像）
a：正常例、b：手根管症候群（偽神経腫）例

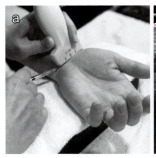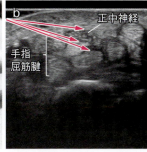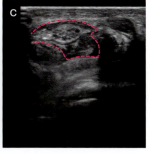

図12 手根管内注射：短軸平行法
a：短軸平行法での注射。b：刺入目標（手根管症候群例）。矢印の刺入方向から針を神経もしくは屈筋腱周囲（正中神経の浅層と深層もしくは屈筋腱周囲）に進める。c：薬液の広がり（破線）。神経の浅層と深層に針を刺入し神経周囲に注入した薬液の広がりが確認できる。

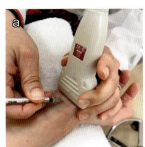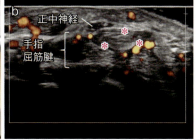

図13 手根管内注射：短軸交差法
a：短軸交差法での注射。b：刺入目標（屈筋腱滑膜炎例）。腱表面、腱間、屈筋腱周囲に針先（＊）を進める（血流信号も指標となる）。

3. エコーガイド下注射（図12、13）

従来の盲目的注射では長掌筋腱の尺側から針を末梢に向かって刺入する方法が用いられていたが、エコーガイド下であれば、刺入点にかかわらず神経損傷や動脈損傷は避けられる。手根管症候群に対する平行法、交差法、盲目的注射を比較した研究では、平行法による注射の改善率がもっとも高かったと報告されている[4]。平行法はより安全、確実に神経周囲に薬液を注入することができる。手首皮線上で短軸像を観察し、尺側から針を刺入することが多い。まず正中神経の深層に針を進め、神経の周囲の膜に針が接するくらいとし、半量ほどの薬液を注入し、続いて針を一旦引いて刺入角度を変えて神経の表層の膜に接する部分で残りを注入する。筆者は実際には薬液の広がりを確認しながら針

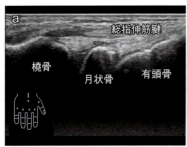
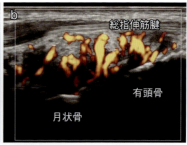

図14 手関節：長軸像
a：正常例、b：関節リウマチ例

の位置を微調整している。薬液には空気を入れないようにしているが、空気が入るとアーチファクトの影響で深層の組織がみえなくなるので、先に神経の下に注入する方がよい。屈筋腱周囲の滑膜炎がある場合は血流信号が特に強い部位を狙う。この場合は交差法で神経と位置を少しずらして中枢から末梢に向かって針を刺入する方法でもよい。

①薬液

屈筋腱周囲にはメピバカイン1 mL＋トリアムシノロンアセトニド8 mg（0.2 mL）を用いている。広範囲に薬液を広げたい場合はメピバカインの量を2 mLに増やすこともある。正中神経周囲には注射後の手指の痺れが不快となるため、生理食塩水1 mL＋トリアムシノロンアセトニド8 mg（0.2 mL）を用いている。

②使用針

交差法では27 G針19 mm、平行法では27 G針40 mmを使用している（当科には27 G針が19 mmと40 mmしかないため40 mmを使用しているが、25 mmなどがあればもう少し短くてもよい）。

4. 注意点

正中神経の損傷を起こさないように針先を調整する。手関節レベルでは橈側手根屈筋腱の尺側に正中神経の掌側枝が存在することが多いため注意する。また橈側には橈骨動脈、尺側には尺骨神経と尺骨動脈が存在しているため、針をどこからどのように進めるかは事前にイメージする必要がある。

手関節

1. 適応疾患（症状）

手関節滑膜炎、関節リウマチ、変形性手関節症、三角線維軟骨複合体（TFCC）損傷が適応となる。

2. 超音波解剖

手関節背側は橈尺骨遠位を短軸で描出し、プローブをそこから末梢にスライドさせると橈尺骨が消え、手根骨（近位手根列）が現れる。総指伸筋腱の深層には月状骨と舟状骨の背側が観察でき、その間に舟状月状骨靭帯が確認できる。尺骨を中心として末梢にスライドすると、三角骨が現れる。手関節中央を長軸で観察すると中枢から橈骨、月状骨、有頭骨が描出でき、それぞれの間が橈骨手根関節、手根中央関節である。著明な滑膜炎は手根骨背側の腫脹が強く、血流信号を認める（図14）。

3. エコーガイド下注射（図15、16）

長軸平行法、長軸交差法、短軸平行法、短軸交差法、いずれの方法でも可能であるが、筆者は長軸で末梢から刺入する方法では手根骨があるため針に角度をつけられないことから、通常は短軸交差法を用いている。盲目的注射ではリスター結節末梢のsoft spotから刺入するが、この部位はエコーで確認すると、長母指伸筋腱と総指伸筋腱の間となる。短軸で舟状骨と月状骨の中枢端が描出できる位置にプローブを当て、交差法で舟状月状骨靭帯を目標として針を刺入する。靭帯よりも少し針を進めると注入の抵抗

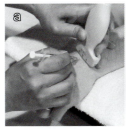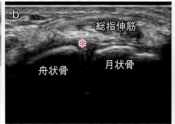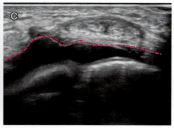

図15 手関節内注射：短軸交差法
a：短軸交差法での注射。b：刺入目標（手関節炎例）。関節内（舟状月状骨靱帯表層）に針先（＊）を進める。
c：薬液の広がり（破線）。

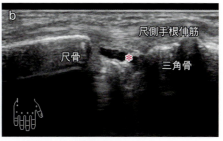

図16 手関節内注射：尺側長軸交差法
a：尺側長軸交差法での注射。b：刺入目標。本症例は関節内水腫があるため関節の位置がわかりやすい。関節内（尺骨と三角骨の間）に針先（＊）を進める。

が軽くなるところがあり、関節内であることがわかる。関節液が貯留しているのなら関節液を目標にしてもよい。滑膜炎が目立つようであれば、血流信号が強い付近を目標にする。長軸で橈骨手根関節、手根中央関節を描出しながら、交差法で骨間に針を刺入するのもよい。よりTFCCに近いところで薬液を注入したいときは、長軸で尺骨と三角骨を描出し、尺側から交差法で針を刺入する。針が尺骨に近すぎると遠位橈尺関節への注入となるので針の方向に注意する。薬液はメピバカイン2 mL＋トリアムシノロンアセトニド8 mg（0.2 mL）を使用している。

4．注意点

手関節背側中央付近では動脈や神経損傷の危険性は低いが、露出部の注射後皮下出血は患者にとって不快であり、時に疼痛を伴うため、皮下静脈も避けるように刺入点を決める。

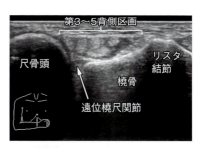

図17 遠位橈尺関節：正常例

遠位橈尺関節（DRUJ）

1．適応疾患（症状）

変形性手関節症、TFCC損傷、関節リウマチが適応となる。

2．超音波解剖

橈尺骨を短軸で前腕から手関節に向かってプローブをスライドさせると丸い尺骨頭が出現する部位で橈骨と尺骨が接するように関節を形成している（図17）。関節リウマチや変形性手関

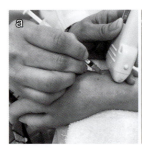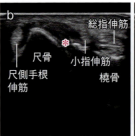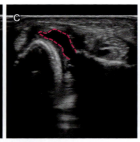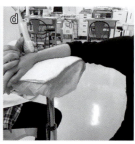

図18 遠位橈尺関節内注射
a：短軸交差法での注射。b：刺入目標（変形性手関節症例）。関節内（尺骨と橈骨の間）に針先（＊）を進める。c：薬液の広がり（破線）。d：肩外転位での注射の様子。

節症の症例では尺骨の背側亜脱臼や骨棘が目立つ症例も少なくない。DRUJの滑膜炎が目立つ症例では橈骨と尺骨の間隙の開大、尺骨頭の背側に及ぶ滑膜の肥厚、血流信号の増加がある。通常回内位では尺骨が背側にみえるが、中間位とすると橈骨と尺骨の高さは近づく。

3．エコーガイド下注射（図18）

短軸交差法で行うことが多い。DRUJの関節裂隙は弧状をしているため関節の深層まで観察することはできないが、観察できる関節裂隙の背側に針を刺入する。肩の外転を加えることで前腕を中間位に近づけるとDRUJ背側の間隙が少し広がるため、難しいと感じたら中間位に近づけてみるとよい。実際に注射を行う症例では関節滑膜の肥厚がある症例が多いため、尺骨頭の背側や中枢で関節が腫脹している部位に針を刺入していることが多い。

薬液はメピバカイン0.4 mL＋トリアムシノロンアセトニド4 mg（0.1 mL）を基本としているが、メピバカインの量は適宜調整する。関節が腫脹しているときは少し増量する。

4．注意点

実際にDRUJに注射ができたかどうかの判断は難しいことがある。針を進めすぎると関節外に薬液が注入されていることがあるため、尺骨の末梢端に針を当てて注入してもよい。薬液の広がりを注意深く観察する。

腱交叉部

1．適応疾患（症状）

腱交叉症候群が適応となる。

2．超音波解剖

リスター結節橈側の第2背側区画を走行する長・短橈側手根伸筋腱を短軸で観察しながら中枢にプローブをスライドさせていくと、すぐに橈側の第1背側区画を走行する短母指伸筋腱と長母指外転筋腱が長・短橈側手根伸筋腱の表層を橈側から尺側に向かって交叉する様子が確認できる。交叉する短母指伸筋は筋腱移行部に近く、筋肉が描出される（図19）。腱交叉症候群では、この部位で腫脹や時に血流信号を認め、圧痛と母指運動時の軋音がある。

3．エコーガイド下注射（図20）

長・短橈側手根伸筋腱を末梢から中枢に観察し、短母指伸筋腱と長母指外転筋腱がその表層を走行する部位で平行法を用いて尺側から針を長・短橈側手根伸筋腱の表層に刺入し、薬液を注入する。薬液はメピバカイン0.9 mL＋トリアムシノロンアセトニド4 mg（0.1 mL）を使用している。

4．注意点

橈側からの刺入は橈骨神経浅枝が走行するため、注意が必要である。

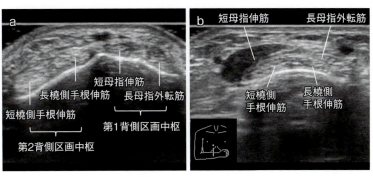

図19 腱交叉部：正常例
a：橈骨遠位。b：交叉部（aの位置から中枢へスライド）。短母指伸筋は筋腹が出現する。

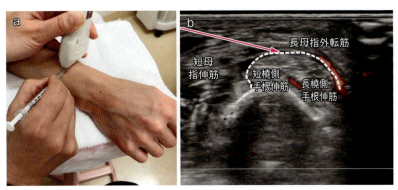

図20 腱交叉部注射
a：短軸平行法での注射。b：刺入目標（腱交叉症候群例）。矢印の刺入方向から針を筋間（短母指伸筋・長母指外転筋と長・短橈側手根伸筋の間：破線）に進める。

おわりに

　本章では手周辺の各注射で比較的多く使用する方法を紹介したが、エコーガイド下の注射は目標を画像でみながら注射できるため、必ずしもいつも同じ方法を用いなければならないわけではない。所見によって、また患者の状態によって、長軸、短軸、そして平行法、交差法を適宜使い分け、常に安全で確実な注射を行うように心がけることが大切である。

文献

1) Gruber H, Peer S, Loizides A：The "dark tendon sign"（DTS）：a sonographic indicator for idiopathic trigger finger. Ultrasound Med Biol 37：688-692, 2011
2) Shinomiya R, Sunagawa T, Nakashima Y, et al.：Impact of Corticosteroid Injection Site on the Treatment Success Rate of Trigger Finger：A Prospective Study Comparing Ultrasound-Guided True Intra-Sheath and True Extra-Sheath Injections. Ultrasound Med Biol 42：2203-2208, 2016
3) Rousset P, Vuillemin-Bodaghi V, Laredo JD, et al.：Anatomic variations in the first extensor compartment of the wrist：accuracy of US. Radiology 257：427-433, 2010
4) Lee JY, Park Y, Park KD, et al.：Effectiveness of ultrasound-guided carpal tunnel injection using in-plane ulnar approach：a prospective, randomized, single-blinded study. Medicine 93：e350, 2014

Chapter 6 骨盤・股関節

東あおば整形外科　髙橋　周

　今まで運動器疾患に対して一般的に行われてきた注射は、触診で注射針の刺入部位を決め、針先の深さの目視や針先が組織にあたる感触で深度を決定するか、X線透視を用いて針先を確認していた。その後、注射器の内筒を押す際の抵抗感で薬液の注入状態を判断し注射を行ってきた。特に、股関節や骨盤部は体表から深い位置にあるため熟練の技術が必要であった。これとは反対に、エコーガイド下の注射は、針先、針軸、ターゲットと針の侵入経路に存在する運動器構成体がリアルタイムに観察できる。そのため注射の精度が格段に上がり、治療効果を飛躍的に向上させる。

　骨盤や股関節から生じる痛みは、股関節前面（鼠径部）、大腿部、臀部などさまざまな部位に現れる。痛みの原因はさまざまであるが、股関節・仙腸関節の関節内が原因の痛みと関節外が原因の痛み、大腿神経・外側大腿皮神経由来の痛み、梨状筋が原因の痛み、脊椎由来の痛みなどがある。これらの部位の痛みの特徴は、単純X線写真、CT、MRIなどの画像診断を行っても異常所見がないことが多い点である。しかし、これらの痛みに対して、丁寧に問診や身体所見を取ると、かなり原因部位を絞り込むことができる。エコーガイド下の注射は正確なので、診察によって想定された原因部位をエコーガイド下にて注射することにより診断的治療をすることができる。骨盤、股関節部のエコーガイド下注射をする場合は、3 cmより深層の観察やエコーガイド下穿刺が多いため、プローブの周波数を12 MHz以下に設定することが望ましい。理想的には高周波リニアプローブ（最高周波数12 MHz以上）のほかにやや周波数が低い（中心周波数10 MHz程度）幅広リニアプローブやコンベックスプローブがあるとよい（図1）。

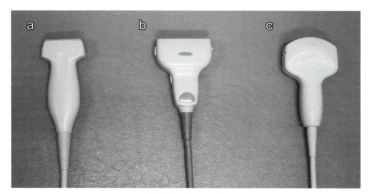

図1　プローブ
a：高周波リニアプローブ、b：周波数が低い幅広リニアプローブ、c：コンベックスプローブ

Intervention　エコーガイド下の治療

股関節

1. 股関節内

①適応疾患（症状）

股関節炎、股関節唇損傷、変形性股関節症、関節リウマチ、大腿骨頸部骨折（除痛目的）が適応となる。

②超音波解剖

プローブは大腿骨軸に対し約45度回転し、大腿骨頸部の長軸方向に当てる。臼蓋辺縁、大腿骨頭は線状の高エコーを呈し、その表面は関節包（腸骨大腿靱帯）が帯状の高エコーで観察される（図2）。

③体位

仰臥位で膝下に低い枕を入れ、股関節浅層の構成体をリラックスさせる。

④エコーガイド下注射

23Gあるいは25Gのカテラン針を用い、平行法で大腿骨頭と頸部間のanterior synovial recessへ針を進める（図2）。

⑤薬剤

1%リドカイン4mL、または1%リドカイン2mL＋デキサメタゾン1.6mg、または1%リドカイン2mL＋トリアムシノロンアセトニド20mgを用いる。

⑥注意点

皮下組織が厚い場合などは、深部の穿刺となるため、針の可視化が困難になる。

2. 傍関節唇部

①適応疾患

股関節唇損傷、傍関節唇囊胞、グロインペイン症候群が適応となる。

②超音波解剖

股関節内と同じである。

③体位

仰臥位で膝下に低い枕を入れ、股関節浅層の構成体をリラックスさせる。

④エコーガイド下注射

23Gあるいは25Gのカテラン針を用い、平行法で関節唇表層へ針を進める（図3）。

⑤薬剤

生理食塩水1～2mL、または1%リドカイン1～2mLを用いる。

⑥注意点

傍関節唇囊胞への注射の場合、プローブの方向を変えて、囊胞がもっともよく観察でき、かつ神経血管を避けて穿刺できる位置を探す。

3. 腸骨大腿靱帯表層

傍関節唇部への注射と同様の方法で、腸骨大腿靱帯の表層への注射も効果がある。

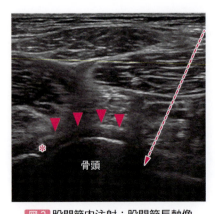

図2　股関節内注射：股関節長軸像
＊：関節唇、▼：関節包（腸骨大腿靱帯）、--▶：注射針

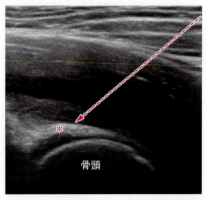

図3　傍関節唇部への注射：股関節長軸像
＊：関節唇、--▶：注射針

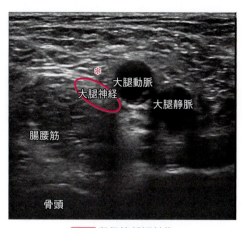

図4 鼠径管部短軸像
＊：陰部大腿神経

大腿神経

1．鼠径管部
①適応疾患（症状）

鼠径管部での大腿神経障害、膝関節前方痛（膝関節の術後痛）が適応となる。

②超音波解剖

大腿神経はL2～4の神経根由来で、大腰筋と腸骨筋の間を走行して鼠径靱帯の下を通り、分枝して大腿前面に至る。股関節前面で大腿動脈を触知し、短軸走査でプローブを大腿動脈直上に当てる。拍動する大腿動脈の内側に大腿静脈が観察できる。プローブで圧迫すると、大腿静脈の管腔はつぶれるが、大腿動脈の管腔はつぶれない。大腿動脈の外側には三角形の構造を呈する陰部大腿神経が観察される。大腿動脈の深部やや外側に腸腰筋が高エコー像で観察され、腸腰筋の表面に横に長い楕円形の高エコー像を呈する大腿神経が観察される（図4）。

③体位

仰臥位で行う。

④エコーガイド下注射

平行法（外側から）あるいは交差法で鼠径管部内に注射する。

⑤薬剤

生理食塩水、または1%リドカイン10 mLを用いる。

⑥注意点

大腿神経を誤って穿刺しないように気をつける。局所麻酔薬を使用した場合は大腿四頭筋の筋力低下に注意する。

2．腸腰筋コンパートメント
①適応疾患（症状）

膝関節前方痛、人工膝関節置換術（total knee arthroplasty：TKA）後の疼痛が適応となる。

②体位

仰臥位で行う。

③エコーガイド下注射

平行法（外側から）あるいは交差法で腸腰筋内の大腿神経に近い部位に注射する。

④薬剤

生理食塩水10 mL、または1%リドカイン10 mLを用いる。

⑤注意点

大腿神経を誤って穿刺しないように気をつける。局所麻酔薬を使用した場合は大腿四頭筋の筋力低下に注意する。

3．大腿神経周囲
①適応疾患（症状）

膝関節前方痛、TKA後の疼痛が適応となる。

②エコーガイド下注射

平行法（外側から）で大腿神経のperineural sheath内に針を進め、sheath内に薬液を注入する。

③薬剤

生理食塩水10 mL、膝関節手術の周術期除痛には1%リドカイン10 mLを用いる。

④注意点

大腿神経周囲へリドカインを注入した後は大腿四頭筋の筋力低下が生じるため、局所麻酔薬の効果が切れて、十分な筋力が回復するまでは歩行を避ける。

外側大腿皮神経

1．適応疾患（症状）

腰部椎間板ヘルニアなどの腰部疾患で大腿外

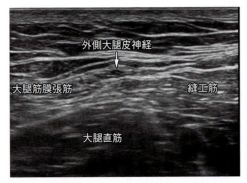

図5 外側大腿皮神経短軸像

側から前面にかけての痺れおよび放散痛を訴える例、脊椎手術後で同部位に痺れおよび放散痛を訴える例が適応となる。

2. 超音波解剖

外側大腿皮神経は上前腸骨棘の内側を通り縫工筋と大腿筋膜張筋の間を走行し大腿外側の皮下に至る。大腿の近位1/3で、大腿前面に短軸走査でプローブを当てる。縫工筋と大腿筋膜張筋の間の皮下に高エコー像を呈する外側大腿皮神経が観察される。この位置から外側大腿皮神経を確認しながらプローブを右側へ移動し、上前腸骨棘の付近で外側大腿皮神経を同定する（図5）。

3. 体位

仰臥位で行う。

4. エコーガイド下注射

平行法（外側から）で外側大腿皮神経のperineural sheath内に針を進め、sheath内に薬液を注入する。

5. 薬剤

生理食塩水5 mL、または1％リドカイン5 mLを用いる。

梨状筋

1. 適応疾患（症状）

梨状筋症候群、梨状筋上孔で上殿神経の圧痛、梨状筋下孔で坐骨神経・下殿神経の圧痛を認める例が適応となる。

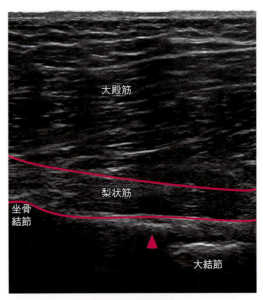

図6 梨状筋長軸像
▲：坐骨神経

2. 超音波解剖

上後腸骨棘と坐骨結節を結ぶラインと直行してプローブを置き、近位から遠位にプローブを移動させ、腸骨陰影がなくなる場所が、大坐骨孔である。この場所で、大殿筋の深層に梨状筋が観察される（図6）。梨状筋がわかりにくい場合は、股関節の内外旋を行うと、梨状筋が左右に動くことが観察される。骨盤腔内から梨状筋の上を通過し骨盤腔外に出てくるのが上殿神経（図7）、梨状筋の下を通過し骨盤腔外に出てくるのが下殿神経（図8）・後大腿皮神経・坐骨神経である。

3. 体位

仰臥位で行う。

4. エコーガイド下注射と薬剤

①1％リドカイン7 mL＋デキサメタゾン1.6 mgを梨状筋内へ注射する（コンパートメントブロック）。

②上殿神経周囲への注射：梨状筋上孔部で上殿神経周囲を生理食塩水5 mL、または1％リドカイン5 mLを注射する。

③下殿神経周囲への注射：梨状筋下孔部で下殿神経周囲を生理食塩水5 mL、または1％

リドカイン 5 mL を注射する。

仙腸関節

1. 適応疾患（症状）
仙腸関節炎、仙腸関節由来の腰殿部痛が適応

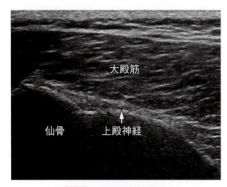

図7 上殿神経短軸像

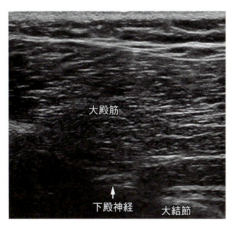

図8 下殿神経短軸像

となる。仙腸関節由来の痛みは、上後腸骨棘付近の痛みが主であるが、鼠径部、殿部、大腿外側にデルマトームに一致しない関連痛が生じると報告されている[1]。診断は、上後腸骨棘付近を、痛みの強い部位としてさすことができ（one finger test）、腹臥位でこの部位に圧迫を加えることで疼痛が誘発される場合（Newton テスト変法）、仙腸関節由来の痛みを疑う。仙腸関節症は腰痛の原因の 10〜30％を占めるといわれる。

2. 超音波解剖
仙腸関節部の短軸方向にプローブを当て、腸骨と仙骨の間に斜走する後仙腸靭帯を描出する。後仙腸靭帯の浅層には多裂筋が観察される（図9）。

3. 体位
腹臥位で行う。

4. 関節外のエコーガイド下注射と薬剤
23 G あるいは 25 G カテラン針を用い、平行法で後仙腸靭帯と多裂筋の間に生理食塩水 5 mL を注射し hydro-release する（効果の持続が短い場合は1%リドカイン 4 mL＋デキサメタゾン 1.6 mg を使用する）。

5. 関節内のエコーガイド下注射と薬剤
患側の荷重時痛が著明な場合は、仙腸関節を短軸で描出し、尾側に移動する。仙腸関節下方裂隙を確認できたら、針を後仙腸靭帯の深層へ刺入し、仙腸関節腔内に1%リドカイン 2 mL＋デキサメタゾン 1.6 mg を注入する（図10）。

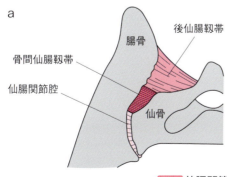
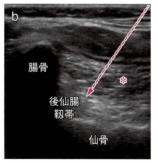

図9 仙腸関節
a：仙腸関節断面、b：仙腸関節短軸像。＊：多裂筋、--▶：注射針

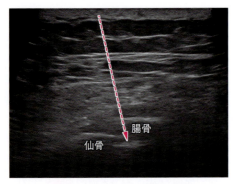

図10 仙腸関節下方裂隙短軸像
--▶：注射針

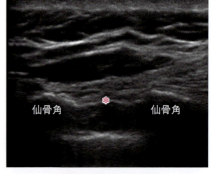

図11 仙骨遠位横断像
＊：仙尾靱帯

6．注意点
皮下組織が厚い場合などは、深部の穿刺となるため、低周波数のリニアプローブかコンベックスプローブの方が描出しやすい。

仙骨裂孔内（硬膜外）

1．適応疾患（症状）
腰部神経根症、腰部脊柱管狭窄症、腰椎椎間板ヘルニアが適応となる。

2．超音波解剖
仙骨裂孔部で短軸方向にプローブを当てると、仙骨角と仙尾靱帯が確認できる（図11）。

3．体位
腹臥位で行う。

4．エコーガイド下注射と薬剤
1％リドカイン 10 mL（高齢者では生理食塩水 10 mL や局所麻酔薬の濃度を 0.5％以下にする）を仙尾靱帯と仙骨後面との間に存在する仙骨硬膜外腔に注入する。

5．注意点
下肢筋力低下や尿失禁に注意する。

文献
1) Bernard TN, Cassidy JD：The Sacroiliac Joint Syndrome：Pathophysiology, Diagnosis and Management. The Adult Spine：Principles and Practice (Frymoyer JW, ed). Raven Press, New York, pp.2107-2130, 1991

Chapter 7 膝関節

金沢大学整形外科スポーツ整形外科　中瀬　順介

筆者は膝関節に注射を行う際、症状の中心が膝関節内にあるか関節外にあるかで関節内・外注射を使い分けている。また、変形性膝関節症など関節内病変に対して関節内注射を施行した後に、効果が不十分なときや膝関節屈曲時に膝窩部痛の訴えが強い場合などには後述する膝窩部関節外注射を追加することもある。膝関節外注射は、エコーガイド下で行うことにより再現性と安全性が担保され、これまでのいわゆるトリガーポイント注射と差別化することができると考えている。また、あらゆる注射を行う際には、解剖学的知識が必要なことはいうまでもなく、「超音波」と「解剖」が新しい膝関節治療である「膝関節外注射」のキーワードとなり、これらを駆使することで膝関節外注射が膝関節痛に対する治療オプションの一つとなる。

膝関節周囲組織の解剖

膝関節は大きな可動域を必要とするため、骨性支持が小さい代わりに、複数の靱帯、筋・腱組織や関節包が関節の安定性に大きく寄与している。また、大きな可動域や荷重に耐えるため、靱帯、筋・腱、関節包、皮膚などの組織間に摩擦が生じやすい箇所が存在し、それらの箇所には合目的に滑液包や脂肪組織が存在する。滑液包や脂肪組織には摩擦を軽減し、関節運動を補助する役割があり、膝関節周囲には12個もの滑液包が存在するとされている[1~3]（図1）。筆者は圧痛を伴う滑液包周辺を膝関節外注射のポイントにしているが、後述する腸脛靱帯炎における滑液包のように実際には存在を否定されているものもあり、脂肪組織の役割を含め今後の解剖学的研究が必要と考えている。

ここでは、筆者が行っている膝関節外注射の中で、①浅膝蓋下・深膝蓋下包、②鵞足包、③腸脛靱帯、④半膜様筋包、⑤腓骨膝窩筋包への注射について解説する。

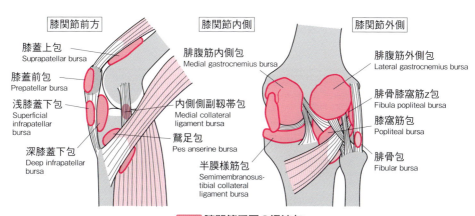

図1　膝関節周囲の滑液包

(豊島良太, 榎田　誠：臨床解剖と生理. 最新整形外科学大系 17 膝関節・大腿（越智隆弘, 編）. 中山書店, 東京, pp.2-12, 2006 より引用)

Intervention　エコーガイド下の治療

浅膝蓋下・深膝蓋下包

1. 適応疾患（症状）

膝蓋腱症、オスグッド・シュラッター病、膝蓋下脂肪体炎などがある。

それぞれの疾患の原因となる病態はさまざまであるが、膝蓋前包や浅膝蓋下包と膝蓋骨や膝蓋腱、深膝蓋下包と膝蓋腱や膝蓋下脂肪体間の可動性が不良となり、膝前方部痛をきたしている場合に適応となる。

2. 超音波解剖

膝関節の屈曲に伴い、大きく可動する皮膚・皮下組織と膝蓋骨の間には、膝蓋前包があり、膝関節の屈伸に伴う変化量が大きい膝蓋腱の浅層には浅膝蓋下包が存在する（図2）。これらは滑液包炎により交通することがあり、1つの大きな滑液包として観察できることもあるが、正常ではこの2つの滑液包をエコー画像上で同定することは困難である（図3）。一方、膝蓋腱屈側と脛骨の間に存在する深膝蓋下包は、自覚症状がない場合でも水腫を伴う滑液包として観察できることがあり、筆者らの検討では、自覚的・他覚的所見がない場合でも16.7％の確率で深膝蓋下包を同定することが可能であった。これは深膝蓋下包が膝関節屈曲時に常に脛骨近位と膝蓋腱の摩擦を軽減する必要があること、膝蓋下脂肪体の移動に伴う摩擦を軽減する必要があることなど過酷な環境が影響していると考えられる（図4、5）。

3. エコーガイド下注射

膝関節を軽度屈曲位とし、プローブを膝蓋腱の長軸に沿って設置し、膝蓋腱長軸像を描出す

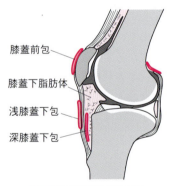

図2 膝関節側面断面像

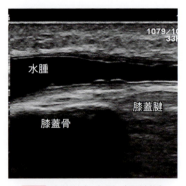

図3 膝蓋前包水腫（長軸像）

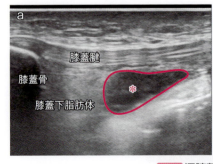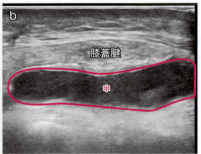

図4 深膝蓋下包水腫
a：長軸像、b：短軸像、＊：水腫

Chapter 7 膝関節

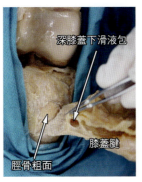

図5 深膝蓋下包の解剖

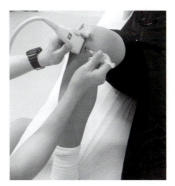

図6 深膝蓋下包注射の実際

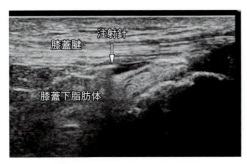

図7 深膝蓋下包注射（長軸像）

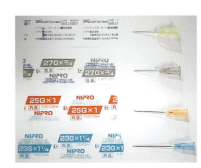

図8 使用している注射針

る（図6）。自覚症状と圧痛を確認し、浅あるいは深膝蓋下包を描出するために長軸方向にプローブを移動させ、モニターの中心部に目的とする滑液包を描出する。目的とする滑液包の深さをモニター上で確認して（図7）、膝蓋腱内側縁から約1cm内側の部位から滑液包の中心に向かって交差法で針を進める（図6）。針の刺入角度は、滑液包中心までの深さと距離からイメージして決定する。注射針は、30Gあるいは27Gを使用している（図8）。オスグッド・シュラッター病などで小児が対象となる場合には、30G針を使用しているが、針がしなりやすく、刺入後針の角度変更が困難なので、あらかじめ針の刺入角度を決定しておく必要がある。浅・深膝蓋下包ともに1%リドカイン2mLを注射する。

4. 注意点、合併症

浅・深膝蓋下包ともに膝蓋腱や膝蓋下脂肪体に隣接しており、腱や脂肪への影響を考慮し

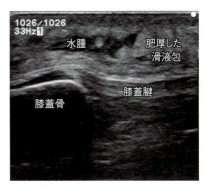

図9 浅膝蓋下包炎（長軸像）

て、通常ステロイド薬は併用していないが、明らかな滑液包炎（図9）が生じているときには、エコーガイド下穿刺を行った後に、トリアムシノロンアセトニド5mgと1%リドカイン1mLを滑液包内に注射することもある。症状の改善と再発予防を目的として大腿四頭筋・大腿筋膜張筋のストレッチや骨盤後傾を改善するためのハムストリングスのストレッチに加え、理学療

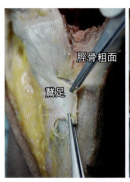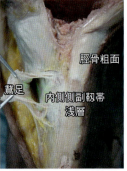

図10 鵞足包の解剖

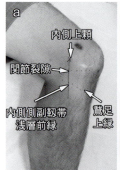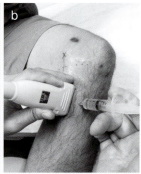

図11 鵞足包注射の実際

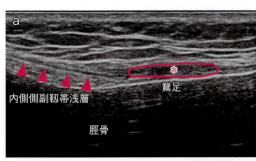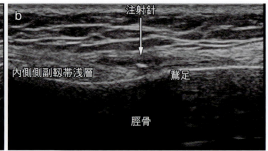

図12 鵞足包注射（長軸像）
a：注射前、b：注射後、＊：鵞足包

法士による静的・動的アライメントの確認と指導を追加している。

鵞足包

1．適応疾患（症状）

鵞足炎、変形性膝関節症などにより二次的に鵞足部に疼痛や圧痛を認める症例が適応となる。

2．超音波解剖

膝関節内側関節裂隙から約 3.5 cm 遠位の位置にある皮膚上から触知することができる盛り上がりが鵞足の上縁である。鵞足を構成する縫工筋腱、薄筋腱、半腱様筋腱の深層に内側側副靱帯浅層が付着しており、その間隙が鵞足包である（図10）。Ikeuchi らの報告によると内側型変形性膝関節症患者では、内側大腿脛骨関節裂隙に次いで2番目に疼痛の訴えが多い場所が鵞足部であり、その疼痛は歩行時と屈伸時に多いと報告されている[4]。

3．エコーガイド下注射

股関節をやや外旋位とし膝関節は軽度屈曲位とする。大腿骨内側上顆後方から起始し、脛骨に幅広く付着する内側側副靱帯浅層をイメージし、前述の鵞足（上縁）との交点にプローブを設置する（図11a）。内側側副靱帯浅層の表層に低エコー域を呈する半腱様筋腱と薄筋腱を観察することができる（図12a）。鵞足部と脛骨に付着する内側側副靱帯浅層の間隙（鵞足包）に交差法で注射を行っている（図11b，12b）。注射針は 27 G を使用し、1％リドカイン 2 mL を注射している。以前は、ステロイド薬（トリアムシノロンアセトニド 5 mg）を添加し注射していたが、リドカイン単独注射の場合との差が乏しいため、最近はステロイド薬を使用しないことが多い。

4．注意点、合併症

刺入部位近くを伏在神経膝蓋下枝が走行するため、念頭におく必要がある。また、脛骨骨膜

に針先が当たると強い疼痛を訴えるため、深さに注意して注射を行うことが肝要である。

鵞足炎と診断し、鵞足包注射を行っても症状の改善が乏しい症例では、脛骨内顆疲労骨折を除外する必要がある。診断にはMRIが有用で、特にランニングやウォーキングを始めたばかりの中高年では注意が必要である。

腸脛靱帯

1. 適応疾患（症状）
腸脛靱帯炎が適応となる。

2. 超音波解剖
腸脛靱帯は腸骨稜や大殿筋浅部線維と大腿筋膜張筋からおこり、それらが集束して脛骨Gerdy結節に停止する（図13）。大腿骨外側上顆中枢側は腱状をなしtendinous partと呼ばれ、腸脛靱帯は厚い脂肪組織によって大腿骨から隔離されている。末梢側は靱帯様となりligamentous partと呼ばれ、大腿骨外側上顆に接しながら下降する。この部位では腸脛靱帯と外側側副靱帯を結合する線維の緊張性が高いため、膝関節伸展位で腸脛靱帯は外側上顆の前方に位置し、屈曲するに従って後方へ移動する。膝関節屈曲30度付近で摩擦が生じ、この摩擦は腸脛靱帯の後縁にもっとも強く生じる（図14）。かつては腸脛靱帯炎の病態は、滑液包炎とする報告がみられたが、手術所見および手術時に得られた組織学的検討によりこの部位の滑液包の存在は否定されている。腸脛靱帯摩擦症候群（iliotibial tract friction syndrome）と呼ばれ、腸脛靱帯深層にある脂肪組織が病態に関与していると考えられている。

3. エコーガイド下注射
大腿骨外側上顆と脛骨Gerdy結節を同定し、腸脛靱帯後縁を触知し、膝関節を屈曲・伸展して腸脛靱帯と大腿骨外側上顆の位置関係を確認する。膝関節を軽度屈曲位として、腸脛靱帯後縁に沿ってプローブを設置し（図15）、大腿骨外側上顆と腸脛靱帯を描出し、交差法で腸脛靱帯の深部に1%リドカイン2mLとトリアムシノロンアセトニド5mgを注射する（図16）。注射針は主に27Gを使用している。

4. 注意点、合併症
腸脛靱帯炎による疼痛は、外側半月板損傷による疼痛と酷似していることがある。実際に、腸脛靱帯炎においてもMcMurrayテストや

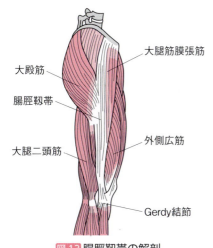

図13 腸脛靱帯の解剖

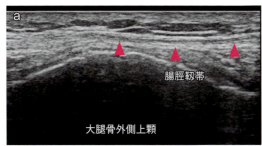
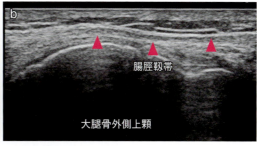

図14 腸脛靱帯と大腿骨外側上顆の関係（長軸像）
a：膝関節伸展位、b：膝関節屈曲30度

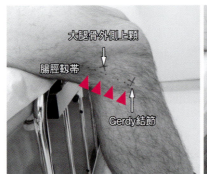
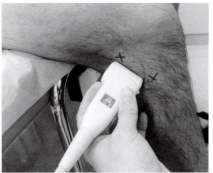

図15 腸脛靱帯注射の実際

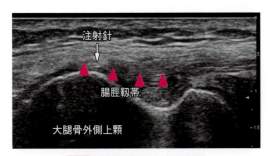

図16 腸脛靱帯注射（長軸像）

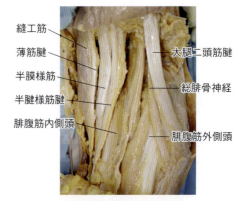

図17 膝窩部の解剖（右膝）

Apleyテストが陽性となることがある。腸脛靱帯炎の診断にはgraspingテストが有効であるが、腸脛靱帯への注射も診断的意義は大きい。腸脛靱帯炎が発生する要因として足部・足関節を含めた下肢の静的・動的アライメント異常や大腿筋膜張筋・大殿筋の柔軟性低下などがあり、それらをリハビリテーションで改善することも必要である。

半膜様筋包

1. 適応疾患（症状）

膝窩部内側部痛を呈する変形性膝関節症、内側半月板後節の変形性断裂例や内側半月板部分切除後で関節内注射無効例が適応となる。特に膝関節屈曲時に膝窩部内側部痛を訴え、同部位に強い圧痛を認める症例では、半膜様筋包注射が著効する。

2. 超音波解剖

膝窩部の解剖を図17に示す。エコーでそれぞれの位置関係を把握するには、膝窩部内側で

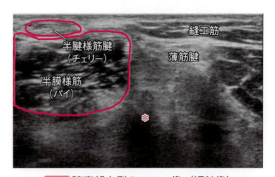

図18 膝窩部内側のエコー像（短軸像）
＊：注射のポイント

半腱様筋腱を触知し、プローブを直交するように設置する。すると、図18のエコー像が得られる。半膜様筋の「パイ」の上に、半腱様筋腱の「チェリー」がのっているようにみえる[5]。この像を基本画像とし、内側にプローブを移動させると、表層に縫工筋が、その深層に薄筋腱を観察することができる。腓腹筋内側頭大腿骨

Chapter 7 膝関節

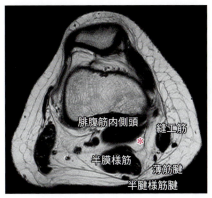

図19 膝窩部内側のMRI像
＊：注射のポイント

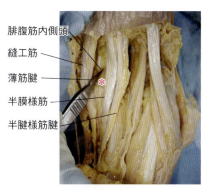

図20 膝窩部内側の解剖（右膝）：半膜様筋と薄筋腱の間
＊：注射のポイント

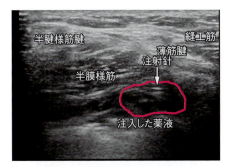

図21 半膜様筋包注射（短軸像）

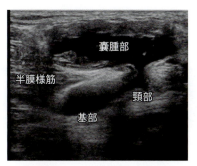

図22 ベーカー囊腫（短軸像）

付着部は半膜様筋の深層に位置する。半膜様筋包注射は、半膜様筋と薄筋腱の間で腓腹筋内側頭の表層をポイントにしている（図19）。

3. エコーガイド下注射

腹臥位として、膝窩部中央で膝窩動脈を確認し、その内側で触知する腱が半腱様筋腱である。その深層に半膜様筋があり、半膜様筋の深層には、腓腹筋内側頭が位置する（図20：半膜様筋と薄筋腱の間の攝子の先端は腓腹筋内側頭大腿骨付着部を示す）。半膜様筋の内側には、薄筋腱を観察することができる。半膜様筋と薄筋腱の間から刺入し、腓腹筋内側頭の浅層に交差法で23 G針を用いて1％リドカインを5 mL注射する（図21）。このアプローチによってベーカー囊腫の観察・穿刺も容易に行うことができる（図22）。

4. 注意点、合併症

半膜様筋包注射の刺入部と膝窩動静脈や脛骨

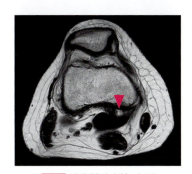

図23 腓腹筋内側包水腫
▼：水腫

神経は離れているが、膝窩部に注射をする際には、まず膝窩部中央部を触診し、膝窩動脈を確認後、膝窩部中央部にプローブを当てて、膝窩動静脈の位置を確認する。

皮下脂肪が厚い症例では、通常用いる23 G、32 mmの注射針では目的とする所まで届かないことがあるため、注射針の長さに気を配る必要がある（図8）。

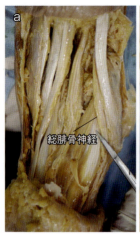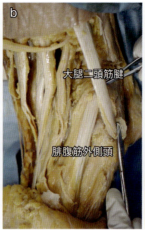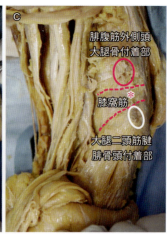

図24 膝窩部外側の解剖（右膝）
a：総腓骨神経を切離。b：大腿二頭筋腱、腓腹筋外側頭をそれぞれ付着部で切離。c：膝窩筋を同定。＊：注射のポイント

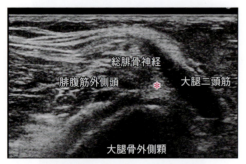

図25 膝窩部外側のエコー像（短軸像）
＊：注射のポイント

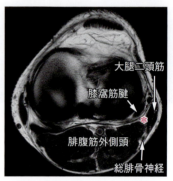

図26 膝窩部外側のMRI像
＊：注射のポイント

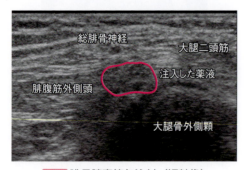

図27 腓骨膝窩筋包注射（短軸像）

膝窩部内側部痛を訴える症例で半膜様筋包注射が無効であれば腓腹筋内側頭大腿骨付着部の腓腹筋内側包注射を行うことはほとんどない。腓腹筋内側頭単独の問題ではなく、腓腹筋内側頭と半膜様筋との間の問題で疼痛が惹起されていると考えられる（図23）。

急性発症の膝窩部内側部痛に対しては、1回の半膜様筋包注射で著効することが多いが、変形性膝関節症に伴う膝窩部内側部痛などは下肢全体のアライメント異常などが原因となっており、注射の効果は2～3日程度のことが多い。

腓骨膝窩筋包

1. 適応疾患（症状）

膝窩部外側部痛を呈する変形性膝関節症、外側半月板部分切除術後の膝窩部外側部痛、膝窩筋腱炎、前十字靱帯再建術後(内側ハムストリング腱採取後)の膝窩部外側部痛などが適応となる。膝窩部外側部には多くの靱帯や筋、滑液包

が存在するが、それぞれの滑液包をエコーガイド下で同定することは困難であり、もっとも圧痛や症状が強い部位に注射を施行することが多い。

2. 超音波解剖

膝窩部外側の解剖を図24に示す。腓骨膝窩筋包注射で必要な解剖学知識は、大腿二頭筋腱、総腓骨神経、腓腹筋外側頭と膝窩筋であり、上記3筋が交差する点に注射することが多い。膝窩部外側をエコーで観察する際には、腓骨頭と大腿二頭筋腱をランドマークにする。膝関節短軸像で腓骨頭を描出後、総腓骨神経を確認する（図24）。腓骨頭に連続する大腿二頭筋腱とその内側の腓腹筋外側頭を同定し、その間で膝窩筋の表層をポイントにしている。

3. エコーガイド下注射

腹臥位として、膝窩部中央部で膝窩動脈を確認し、腓骨頭と大腿二頭筋腱を触知する。大腿二頭筋腱の内側に触知する筋が腓腹筋外側頭である。腓腹筋外側頭の深層に膝窩筋が位置する。総腓骨神経の走行を確認し、大腿二頭筋腱と腓腹筋外側頭の間から膝窩筋の表層に交差法で1％リドカインを3mL注射する（図25〜27）。

4. 注意点、合併症

総腓骨神経を穿刺しないように走行をエコー画像上で確認する。また、総腓骨神経周囲に局所麻酔薬を投与すると総腓骨神経麻痺が発生するため、総腓骨神経周囲に関節外注射を行う際には、リドカインに生理食塩水を加えて注射する。

文献

1）Clarke HD, Scott WN, Insall JN, eds：Insall & Scott Surgery of the knee. 4th ed, Churchill Livingstone Elsevier, London, pp.3-66, 2006

2）Chhabra A, Cerniglia CA, Eng M：Bursae, cysts and cyst-like lesions about the knee. J Am Osteopath Coll Radiol **2**：2-13, 2013

3）豊島良太，榎田　誠：臨床解剖と生理．最新整形外科学大系17 膝関節・大腿（越智隆弘，編）．中山書店，東京，pp.2-12，2006

4）Ikeuchi M, Izumi M, Aso K, et al.：Clinical characteristics of pain originating from intra-articular structures of the knee joint in patients with medial knee osteoarthritis. SpringerPlus **2**：628, 2013

5）De Maeseneer M, Marcelis S, Boulet C, et al.：Ultrasound of the knee with emphasis on the detailed anatomy of anterior, medial, and lateral structures. Skeletal Radiol **43**：1025-1039, 2014

Chapter 8

足部・足関節

帝京大学スポーツ医科学センター　笹原　潤

　日常診療において足部・足関節疾患を診療する機会は多い。その診断は、一般的に病歴や臨床症状、身体所見から行われ、画像診断の果たす役割は少なかった。かつて画像診断の中心だった単純X線検査では、アキレス腱や足関節外側靱帯、足底腱膜といった軟部組織を直接描出することができなかったためである。しかし、近年における超音波画像構築技術の進歩によって、エコーで表在組織を鮮明に描出することが可能となり、運動器エコー診療が急速に普及してきている。その結果、これまでランドマークとなる構造物を手指で確認して行われていた注射手技も、エコーガイド下に行われるようになってきた。Reachらは、屍体足を用いてエコーガイド下注射の正確性を検証したところ、90〜100％の成功率であったと報告している[1]。エコーガイド下注射は、神経や血管をよけて安全かつ正確に注射することが可能なため、整形外科診療において必須の手技になりつつある。

　エコーガイド下注射の目的は、診断と治療の二つである。エコーガイド下に患部へピンポイントで局所麻酔薬を注射し、その直後に除痛効果が確認できた場合に、同部が責任病巣であると診断できる。関節内や腱鞘内に水腫をきたしている症例では、穿刺液の検査（ピロリン酸Caや尿酸結晶の有無など）が診断に役立つこともある。関節血腫や水腫による疼痛が強い場合は、関節貯留液の穿刺・吸引を検討する。炎症所見（ドプラモードでの血流増加像）が強い場合は、しばしばステロイド薬の注射が行われているが、その副作用（関節内注射による骨軟骨

損傷や腱周囲への注射による腱断裂など）についてのリスクを十分評価したうえで行う必要がある。米国足の外科学会員209人のステロイド注射に関するアンケート結果では、足底腱膜炎に対してステロイド注射を行っている医師は89％と多かった一方で、アキレス腱付着部症に対しては12％、アキレス腱症に対しては2％（209人中4人）とほとんど行われていなかった[2]。

　そのほか、近年ではヒアルロン酸や自己多血小板血漿（platelet rich plasma：PRP）の有用性が報告されている[3〜5]。Kumaiらは、アキレス腱症や足底腱膜炎に対するヒアルロン酸注射の有用性を示唆している[3]。しかし、現時点（2019年4月）ではアキレス腱症や足底腱膜炎をはじめとする足部・足関節疾患において、健康保険が適用される疾患はない。PRP療法は、患者の血液を遠心分離して精製されたPRPを患部に注射する治療で、距骨骨軟骨損傷やアキレス腱症などの軟部組織損傷に対する有用性が報告されている[4,5]。この治療は、現時点（2019年4月）で「再生医療等の安全性の確保等に関する法律」の規制対象となっており、しかるべき手続き・認可を得たうえでなければ行うことができず、健康保険も適用されない。

　これらに代わる注射薬剤の選択肢として、生理食塩水が注目されている[6,7]。1980年にLancet誌で、筋膜性疼痛に対するトリガーポイント注射において、生理食塩水はメピバカインと同等の効果があったと報告されている[6]。またアキレス腱症に対するPRP注射の効果を検証したランダム化比較試験においては、プラセボ

群（生理食塩水注射）とPRP群間に有意差がなかったものの、両群ともに症状が改善していた[7]。神経近傍へ注射する際に、局所麻酔薬では麻痺をきたすリスクを考慮する必要があるが、生理食塩水ではその心配が無用である。生理食塩水の注射は保険適用がないため、筆者は0.1％に希釈したリドカインを用いてトリガーポイント注射として行っている。

本章では、実臨床において身につけておくと役に立つ、足部・足関節疾患に対するエコーガイド下注射について詳述する。なお、本章で紹介している注射は、血腫の穿刺・吸引（21G針）を除いて基本的に25G針を用いて行っている。

Intervention　エコーガイド下の治療

距腿関節

1. 適応疾患（症状）
距腿関節血腫や水腫、関節炎などが適応となる。

2. 超音波解剖
距腿関節は、脛骨と腓骨で構成されたほぞ穴に距骨がはまりこむような形態をしている。距腿関節前方には、内側から前脛骨筋腱、長母趾屈筋腱、長趾屈筋腱、第3腓骨筋腱（健常足の6％で欠損している[8]）が走行している。また、長母趾屈筋腱および長趾屈筋腱の深層を前脛骨動脈と深腓骨神経が走行し、長趾屈筋腱の表層を内側足背皮神経と中間足背皮神経（ともに浅腓骨神経の分岐）が走行している（図1）。

3. エコーガイド下注射
仰臥位もしくは座位で距腿関節の長軸像を描出し、交差法で距腿関節注射を行う（図2、3）。

4. 注意点
注射を行う際は、関節前方を走行する神経や血管に注意する。前脛骨動脈や深腓骨神経、内側足背皮神経、中間足背皮神経は前脛骨筋腱と第3腓骨筋腱の間に位置しているため、前脛骨筋腱の内側ないし第3腓骨筋腱の外側で注射を行う。前脛骨筋腱と第3腓骨筋腱の間で注射を行う必要がある場合は、短軸像で先述した神経や血管の位置を確認し、これをよけて交差法で行う。

後足部（三角骨、長母趾屈筋腱）

1. 適応疾患（症状）
足関節後方インピンジメント症候群（長母趾屈筋腱滑膜炎や有痛性三角骨障害など）などが適応となる。

2. 超音波解剖
三角骨は、距骨後突起の外側結節が分離した遊離骨片で、遊離せず肥大した外側結節はStieda結節と呼ばれている。この内側を長母趾屈筋腱が走行しており、そのさらに内側を脛骨神経と後脛骨動静脈が走行している。

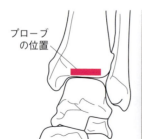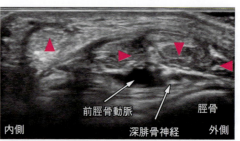

図1 距腿関節前方の超音波解剖（短軸像）
内側から前脛骨筋腱（▲）、長母趾屈筋腱（▶）、長趾屈筋腱（▼）、第3腓骨筋腱（◀）が走行している。

Chapter 8 足部・足関節

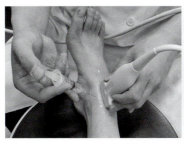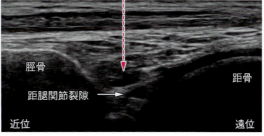

図2 距腿関節へのエコーガイド下注射（方法）
距腿関節の長軸像を描出し、交差法で関節内に注射する（--▶）。

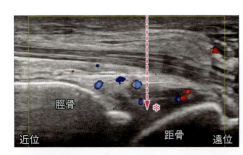

図3 距腿関節へのエコーガイド下注射（症例）
関節炎の症例では、増加した血流がカラーで表示され、水腫は低エコー像（＊）を呈する。本症例に対しては、関節内に1％リドカイン2 mL＋デキサメタゾン1.65 mgを注射した（--▶）。

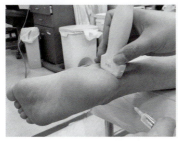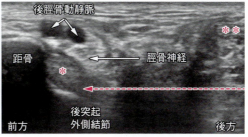

図4 後足部へのエコーガイド下注射（方法）
後足部の短軸像を描出し、平行法でアキレス腱（＊＊）のすぐ外側から注射を行う（--▶）。脛骨神経と後脛骨動静脈を避けて、長母趾屈筋腱（＊）の腱鞘内や三角骨・Stieda結節など、疼痛の原因と考えられる部位へ注射する（--▶）。

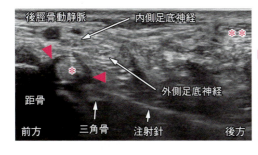

図5 後足部へのエコーガイド下注射（症例）
長母趾屈筋腱（＊）の腱鞘は肥厚して低エコー像を呈している（▼）。本症例に対しては、長母趾屈筋腱の腱鞘内と三角骨周囲に1％リドカイン1 mL＋デキサメタゾン1.65 mgを注射した。＊＊：アキレス腱

3．エコーガイド下注射

患側下の側臥位で短軸像を描出し、平行法でアキレス腱のすぐ外側から注射を行う（図4、5）。脛骨神経と後脛骨動静脈を避けて、長母趾屈筋腱の腱鞘内や三角骨・Stieda結節など、疼痛の原因と考えられる部位へ注射する。

4．注意点

アキレス腱の内側から注射すると、神経血管

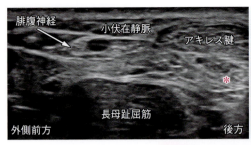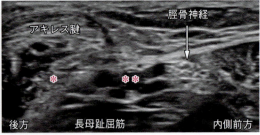

図6 アキレス腱の超音波解剖（短軸像）
アキレス腱の内側では脛骨神経と後脛骨動静脈（＊＊）が、その外側では腓腹神経と小伏在静脈が走行している。＊：Kager's fat pad

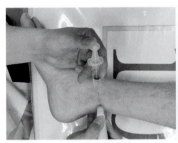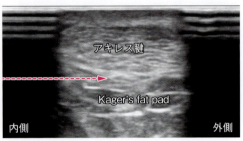

図7 アキレス腱へのエコーガイド下注射①（方法）
アキレス腱病変部の短軸像を描出し、平行法でアキレス腱のすぐ内側からアキレス腱とKager's fat padの間に注射する（--▶）。アキレス腱から離れた部位からの注射になるため、穿刺する部位のプレスキャンを行ってから注射を行う。

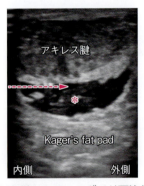

図8 アキレス腱へのエコーガイド下注射①（症例）
本症例に対しては、アキレス腱とKager's fat padの間に1％リドカイン 2.5 mL＋ヒアルロン酸 2.5 mLを注射した（--▶）。＊：薬液

束を避けにくいことがあるうえ、プローブと針のなす角度が大きくなるため、針を描出しにくい。そのため、筆者はアキレス腱の外側から注射している。その際は、患側下の側臥位で足関節がベッドからはみ出した状態で行うことにより、針先のコントロールが可能となる。

アキレス腱

1. 適応疾患（症状）
アキレス腱症やアキレス腱周囲炎などが適応となる。

2. 超音波解剖
アキレス腱の表層はパラテノンで覆われており、その深層にはKager's fat padが、そのさらに深層に長母趾屈筋が位置している。アキレス腱の内側では脛骨神経と後脛骨動静脈が、その外側では腓腹神経と小伏在静脈が走行している（図6）。

3. エコーガイド下注射
アキレス腱実質が肥厚している症例では、患側下の側臥位もしくは座位でアキレス腱病変部の短軸像を描出し、平行法でアキレス腱のすぐ内側からアキレス腱とKager's fat padの間に注射する（図7、8）。ある程度注入したら、適切な部位に注入できているか長軸像でも確認す

Chapter 8 足部・足関節

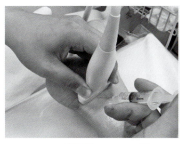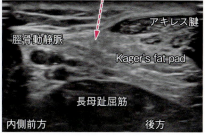

図9 アキレス腱へのエコーガイド下注射②（方法）
筋膜病変部の短軸像を描出し、交差法でアキレス腱と筋膜病変部の間に注射する（--▶）。

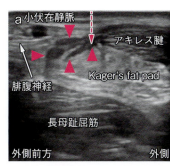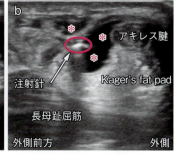

図10 アキレス腱へのエコーガイド下注射②（症例）
a：注射前。b：注射時。アキレス腱外側の筋膜が低エコー像（▼）を呈している。本症例に対しては、アキレス腱と筋膜病変部の間に 0.1％リドカイン 5 mL を注射した（--▶）。＊：薬液

る。アキレス腱周囲の筋膜の内側ないし外側に病変が限局している症例では、病変部が上になる状態で短軸像を描出し、交差法でアキレス腱と筋膜病変部の間に注射する（図9、10）。

4. 注意点

注射を行う前に、病変部位を的確に描出することが大事である。長軸像では腱の肥厚部位が観察しやすい一方で、筋膜の肥厚部位を見逃すことがある。そのため、注射する前に長軸像と短軸像ともに観察する必要がある。また、平行法でアキレス腱から離れた部位から注射すると、腓腹神経や脛骨神経を誤穿刺する可能性があるため、習熟するまでは穿刺する部位のプレスキャンを行っておいたほうがよい。

足底筋腱

1. 適応疾患（症状）

足底筋腱に起因するアキレス腱症やアキレス

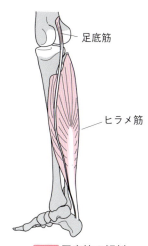

図11 足底筋の解剖
足底筋は、大腿骨外側上顆後面に起始を持ち、腓腹筋内側頭とヒラメ筋の間では腱成分のみとなって遠位へ向かい、アキレス腱のすぐ内側を走行してそのまま踵骨に停止している。

75

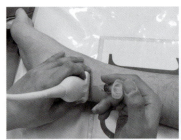
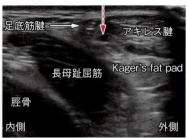

図12 足底筋腱へのエコーガイド下注射（方法）
足底筋腱病変部の短軸像を描出し、交差法でアキレス腱と足底筋腱の間に注射する（--▶）。

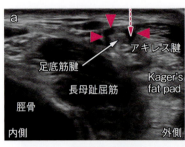
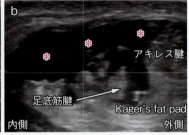

図13 足底筋腱へのエコーガイド下注射（症例）
a：注射前、b：注射時。足底筋腱の周囲が低エコー像（▼）を呈している。本症例に対しては、アキレス腱と足底筋腱の間に 0.1％リドカイン 5 mL を注射した（--▶）。＊：薬液

腱周囲炎などが適応となる。

アキレス腱実質部の内側に疼痛をきたしている症例では、足底筋腱が肥厚し疼痛の原因となっている症例がある[9]。足底筋腱とアキレス腱はその強度が異なるため、足底筋腱がアキレス腱と接している部位で摩擦を生じ炎症をきたすのではないかと考えられている[10]。

2. 超音波解剖

足底筋は、大腿骨外側上顆後面に起始を持ち、腓腹筋内側頭とヒラメ筋の間では腱成分のみとなって遠位へ向かい、アキレス腱のすぐ内側を走行してそのまま踵骨に停止している（図11）。

3. エコーガイド下注射

患側下の側臥位で足底筋腱病変部の短軸像を描出し、交差法でアキレス腱と足底筋腱の間に注射する（図12、13）。

アキレス腱滑液包

1. 適応疾患（症状）

Haglund 変形やアキレス腱滑液包炎などが適応となる。

2. 超音波解剖

アキレス腱付着部のすぐ近位で、踵骨後上隆起とアキレス腱との間にアキレス腱滑液包が存在する。エコーで観察しながら足関節を底屈させていくと、同部に脂肪体が入り込んでくることがわかる。

3. エコーガイド下注射

患側下の側臥位もしくは座位でアキレス腱滑液包の短軸像を描出し、平行法でアキレス腱のすぐ内側から注射する。踵骨後上隆起とアキレス腱との間に注入し、ある程度注入したら、適切な部位に注入できているか長軸像でも確認する（図14、15）。

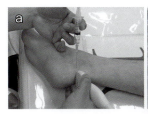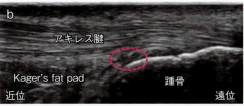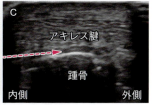

図14 アキレス腱滑液包へのエコーガイド下注射（方法）
a：平行法で注射を行う、b：長軸像、c：短軸像。踵骨後上隆起の近位端（破線部分）で短軸像を描出し、平行法で踵骨後上隆起とアキレス腱との間に注射する（-->）。

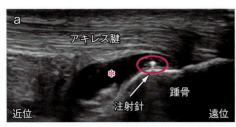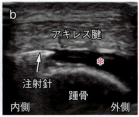

図15 アキレス腱滑液包へのエコーガイド下注射（症例）
a：長軸像、b：短軸像。本症例に対しては、適切な部位に注入できているか長軸像でも確認しつつ、0.1％リドカイン1 mLを注射した。＊：薬液

4．注意点

健常例でも少量の水腫が確認できることが多いので、炎症所見の有無を評価するときは、左右の比較とドプラモードでの血流増加像をチェックする。

アキレス腱症へのステロイド注射は避けられている傾向がある一方で、アキレス腱滑液包炎へのステロイド注射はしばしば行われている（先述の米国足の外科学会員のアンケート調査では53％の医師が行っていた[2]）。しかし、屍体足を用いた研究で、アキレス腱滑液包炎とアキレス腱実質部に交通があることが確認されており[11]、同部へのステロイド注射は腱の脆弱性をきたすことも報告されている[12]ため、やはり腱断裂のリスクを考慮する必要がある。

距骨下関節（足根洞）

1．適応疾患（症状）

距骨下関節血腫や水腫、関節炎などが適応となる。

足関節捻挫後に激しい疼痛を訴える症例で

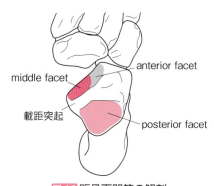

図16 距骨下関節の解剖
距骨下関節の関節面は、anterior facetとmiddle facet、posterior facetの3つのfacetで構成される。

は、距骨下関節の血腫が疼痛の原因となっていることが多く、そのような場合は関節血腫の穿刺・吸引を検討する。

2．超音波解剖

距骨下関節は、距骨の下面で踵骨と構成される関節で、関節面はanterior facetとmiddle facet、posterior facetの3つのfacetで構成される（図16）。

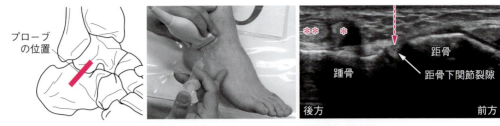

図17 距骨下関節へのエコーガイド下注射（方法）
Posterior facet 外側の長軸像で関節裂隙を描出し、交差法で注射する（--▶）。＊：短腓骨筋腱、＊＊：長腓骨筋腱

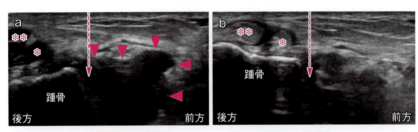

図18 距骨下関節へのエコーガイド下注射（症例）
a：注射前、b：注射時。距骨下関節の水腫（▼）は、posterior facet 外側で長軸像を描出した後、プローブの踵骨側を軸に距骨側を遠位へスライドさせて距骨が視野から消えたところが観察しやすい。本症例に対しては、関節液を吸引した後に 1％リドカイン 2 mL ＋デキサメタゾン 1.65 mg を関節内に注射した（--▶）。＊：短腓骨筋腱、＊＊：長腓骨筋腱

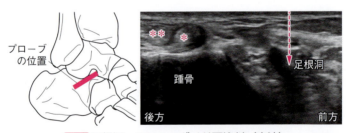

図19 足根洞へのエコーガイド下注射（方法）
Posterior facet 外側で長軸像を描出した後、プローブの踵骨側を軸に距骨側を遠位へスライドさせると、距骨が視野から消えて足根洞が観察できるので、ここで交差法で注射する（--▶）。＊：短腓骨筋腱、＊＊：長腓骨筋腱

3. エコーガイド下注射

　症状に応じて注射する部位を検討するが、ここでは頻度の高い posterior facet へのエコーガイド下注射を紹介する。患側上の側臥位もしくは座位で距骨下関節（posterior facet）の外側で関節裂隙を描出し、交差法で注射する（図17、18）。

4. 注意点

　Posterior facet の注射は、プローブの近位から交差法で注射を行うと外果が障害となって針が進められないことがあるため、プローブの遠位（末梢側）から刺入する。

　距骨下関節内への注射で効果が得られない場合は、その前方の足根洞への注射も検討する（図19）。

足根管

1. 適応疾患（症状）

　足根管ガングリオンなどによる足根管症候群や、脛骨神経ブロックなどが適応となる。

2. 超音波解剖

　足根管は、内果の遠位後方に位置する距骨・

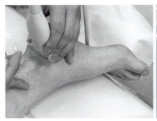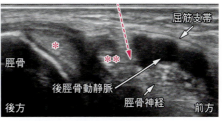

図20 足根管へのエコーガイド下注射（方法）
足根管の短軸像を描出し、交差法で注射する（--▶）。交差法で注射する際は、神経血管束のすぐ近傍から注射することになるため、刺入部位のプレスキャンを行って、神経血管束を確実に避けるように配慮する。＊：後脛骨筋腱、＊＊：長趾屈筋腱

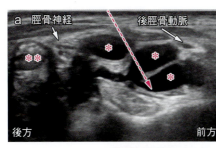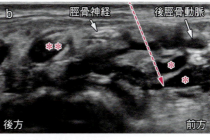

図21 足根管へのエコーガイド下注射（症例）
a：注射前、b：注射時。足根管内に多胞性のガングリオン（＊）が確認できる。本症例に対しては、交差法でガングリオンの穿刺・吸引を行った（--▶）。＊＊：長趾屈筋腱

踵骨と屈筋支帯に囲まれたトンネル状の構造物で、そこを後脛骨筋腱、長趾屈筋腱、長母趾屈筋腱と後脛骨動静脈、脛骨神経が走行している。脛骨神経は、足根管内で内側踵骨神経を出した後、外側足底神経と内側足底神経に分岐する。

3．エコーガイド下注射

患側下の側臥位もしくは座位で足根管の短軸像を描出し、交差法で注射する（図20、21）。

4．注意点

足根管への注射を行う際は、脛骨神経の解剖を熟知しておくことが必要である。内側踵骨神経は、通常脛骨神経から直接分岐するが、外側足底神経や内側足底神経から分岐することもある。交差法で注射する際は、神経血管束のすぐ近傍から注射することになるため、刺入部位のプレスキャンを行って、神経血管束を確実に避けるように配慮する必要がある。交差法での注射経路が確保できない場合は、平行法での注射を検討する。

腓骨筋腱

1．適応疾患（症状）

腓骨筋腱腱鞘滑膜炎や腓骨筋痙性扁平足などが適応となる。

2．超音波解剖

外果の後外側縁に沿うように長腓骨筋腱と短腓骨筋腱が走行し、外果遠位端から前方に向かう。短腓骨筋腱は第5中足骨基部に停止し、長腓骨筋腱は足部外側から足底を内側へ向かって内側楔状骨、第1中足骨底面に停止する。

3．エコーガイド下注射

患側上の側臥位もしくは座位で長・短腓骨筋腱病変部の短軸像を描出し、交差法で注射する（図22、23）。

後脛骨筋腱（外脛骨）

1．適応疾患（症状）

後脛骨筋腱腱鞘滑膜炎や後脛骨筋腱機能不全

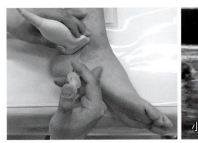
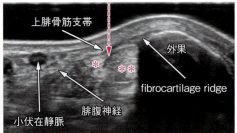

図22 腓骨筋腱へのエコーガイド下注射（方法）
長腓骨筋腱（＊＊）と短腓骨筋腱（＊）の短軸像を描出し、交差法で腱鞘内に注射する（--▶）。

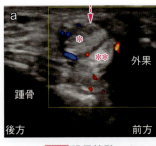
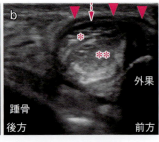

図23 腓骨筋腱へのエコーガイド下注射（症例）
a：注射前、b：注射時。ドプラモードにおいて、長腓骨筋腱（＊＊）および短腓骨筋腱（＊）周囲の炎症所見（血流増加像）が確認できる。本症例に対しては、腱鞘内に 1％リドカイン 2 mL＋デキサメタゾン 1.65 mg を注射した（--▶）。▼：薬液

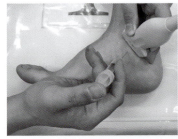
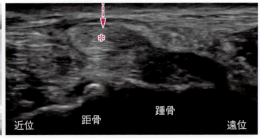

図24 後脛骨筋腱実質部へのエコーガイド下注射（方法）
後脛骨筋腱（＊）の短軸像を描出し、交差法で腱鞘内に注射する（--▶）。

症、有痛性外脛骨障害などが適応となる。

2. 超音波解剖

後脛骨筋腱は、足根管を通って内果遠位で後方から前方へ向かって主に舟状骨に停止し、一部は楔状骨や立方骨、第1〜3中足骨基部に停止する。

後脛骨筋腱の舟状骨付着部における過剰骨は外脛骨と呼ばれ、健常人の15％前後に存在し、80〜90％は両側性であると報告されている[13]。

3. エコーガイド下注射

患側下の側臥位もしくは座位で後脛骨筋腱病変部の短軸像を描出し、交差法で注射する（図24、25）。疼痛が付着部や外脛骨にある場合は、後脛骨筋腱の舟状骨（外脛骨）付着部で長軸像を描出し、交差法で注射する（図26）。

Chapter 8 足部・足関節

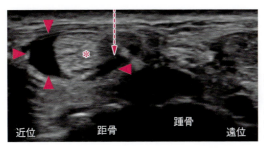

図25 後脛骨筋腱実質部へのエコーガイド下注射（症例）

本症例は画像での異常所見はなく、診断目的に後脛骨筋腱（＊）の腱鞘内に交差法で1％リドカイン2 mLを注射した（--▶）。▼：薬液

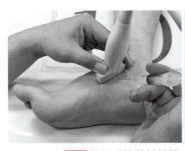 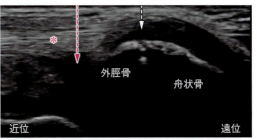

図26 後脛骨筋腱付着部・外脛骨へのエコーガイド下注射（方法）

後脛骨筋腱（＊）の舟状骨付着部で長軸像を描出し、症状に応じて腱付着部（--▶）ないし外脛骨の分離部（--▷）に交差法で注射する。

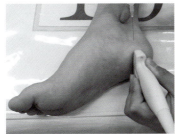 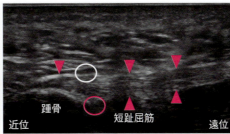 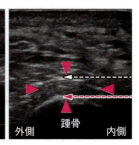

図27 足底腱膜付着部へのエコーガイド下注射（方法）

足底腱膜（▼）付着部の短軸像を描出し、ここからプローブを遠位へスライドして踵骨が視野から消えたところで足底腱膜と短趾屈筋との間へ平行法で注射する（--▶）。足底腱膜の表層へ注射する際（--▷）は、脂肪層に薬液が漏れないように少量の薬液を注射する。

足底腱膜

1. 適応疾患（症状）

足底腱膜炎や足底線維腫症（Ledderhose病）などが適応となる。

2. 超音波解剖

足底腱膜は、踵骨隆起の内側突起に起始を持ち、第1〜5基節骨底面に停止する。足底腱膜の表層には踵部脂肪体褥（heel fat pad）が、その深層には短趾屈筋が位置している。

3. エコーガイド下注射

患側下の側臥位もしくは座位で足底腱膜病変部の短軸像を描出し、内側から平行法で注射する。ある程度注入したら、適切な部位に注入できているか長軸像でも確認する（図27、28）。

4. 注意点

足底は皮膚の角質が厚くエコービームが通りにくいため、周波数やゲインを適宜調整して画質を調整する。

ステロイド薬（特にトリアムシノロンアセトニド）の注射は、脂肪層に漏れると脂肪萎縮を

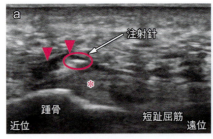
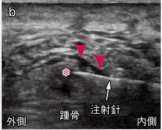

図28 足底腱膜付着部へのエコーガイド下注射（症例）
a：長軸像，b：短軸像。肥厚している足底腱膜付着部（＊）の表層へ平行法で注射している。本症例に対しては、1%リドカイン 0.9 mL＋トリアムシノロンアセトニド 4 mg（総薬液量は 1 mL）を適切な部位に注入できているか長軸像でも確認しつつ注射した。▼：薬液

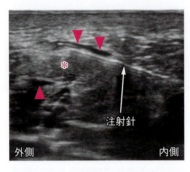

図29 足底腱膜実質部へのエコーガイド下注射（症例）
足底腱膜実質部の肥厚部（＊）を短軸像で描出し、足部内側から平行法で病変部をくるむように注射している。本症例に対しては、1%リドカイン 0.9 mL＋トリアムシノロンアセトニド 4 mg（総薬液量は 1 mL）を注射した。▼：薬液

きたす危険性があるため、足底から刺入することは避けたほうがよい。Heel fat pad の萎縮をきたすと、その症状はしばしば難治化する。一般的には足部内側から平行法で刺入し、足底腱膜と短趾屈筋との間へ注射する。足底腱膜の表層へ注射する際は、脂肪層に薬液が漏れないように少量の薬液を注射する。実質部に病変がある場合は、足部内側から平行法で刺入し、少量の薬液で病変部をくるむように注射する（図29）。

Ledderhose 病は、足底腱膜炎との鑑別が困難なことがあるが、その治療方針は基本的に足底腱膜炎と同じで、ステロイド注射の有用性も報告されている[14]。

母趾 MTP 関節

1. 適応疾患（症状）
強剛母趾や痛風性母趾 MTP（metatarso phalangeal）関節炎などが適応となる。

2. 超音波解剖
母趾中足骨と基節骨により母趾 MTP 関節は構成され、その表層を長母趾伸筋腱が走行している。

3. エコーガイド下注射
仰臥位もしくは座位で膝を屈曲させた状態で母趾 MTP 関節の長軸像を描出し、交差法で注射する（図30、31）。

4. 注意点
母趾 MTP 関節は、健常例でも滑膜や少量の水腫が確認できることが多いので、炎症所見の有無を評価するときは、左右の比較とドプラモードでの血流増加像をチェックする。基節骨の骨棘が大きい場合は、これを避けて注射針を刺入する。

母趾種子骨

1. 適応疾患（症状）
母趾種子骨障害などが適応となる。

2. 超音波解剖
母趾種子骨は、母趾 MTP 関節の底側に2つ存在し、その間を長母趾屈筋腱が走行している。

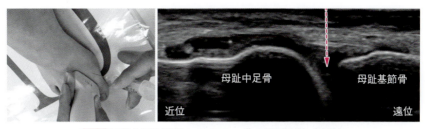

図30 母趾MTP関節へのエコーガイド下注射（方法）
母趾MTP関節の長軸像を描出し、交差法で関節内に注射する（--▶）。

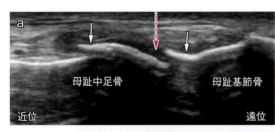 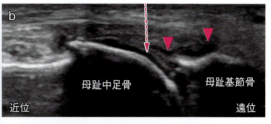

図31 母趾MTP関節へのエコーガイド下注射（症例）
a：注射前、b：注射時。母趾中足骨、基節骨ともに骨棘（⇒）が形成されている。本症例に対しては、骨棘をよけてMTP関節内に1%リドカイン1mL＋デキサメタゾン1.65mgを注射した（--▶）。▼：薬液

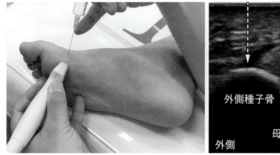 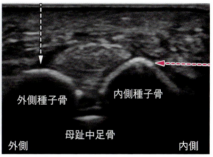

図32 母趾種子骨へのエコーガイド下注射（方法）
母趾種子骨の短軸像を描出し、内側種子骨への注射は足部内側から平行法で行い（--▶）、外側種子骨へ注射する場合は交差法で行う（⇢▷）。

3. エコーガイド下注射

患側下の側臥位もしくは腹臥位で種子骨の短軸像を描出する。内側種子骨への注射は、足部内側から平行法で行い、外側種子骨へ注射する場合は交差法で行う（図32、33）。

モートン神経腫

1. 適応疾患（症状）

モートン神経腫などが適応となる。

2. 超音波解剖

MTP関節レベルにおける足底の短軸像では、中足骨や基節骨とその表層を走行する長趾屈筋腱が確認できるが、趾神経は通常観察できない。モートン神経腫の症例では、足底の短軸像を描出した状態で足部を内外側から把握すると、神経腫を含む軟部組織が中足骨間から底側に突出する様子が観察できる。

3. エコーガイド下注射

仰臥位もしくは座位で足底の短軸像を描出

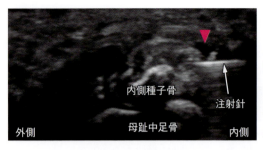

図33 母趾種子骨へのエコーガイド下注射（症例）
内側種子骨は分裂し、不整像を呈している。本症例に対しては、内側種子骨周囲に1％リドカイン0.5 mL＋デキサメタゾン1.65 mgを注射した。▼：薬液

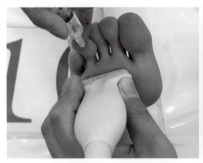
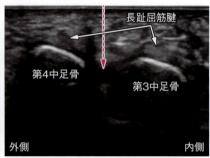

図34 モートン神経腫へのエコーガイド下注射（方法）
足底の短軸像を描出し、交差法で趾間の神経腫に注射する（--▶）。

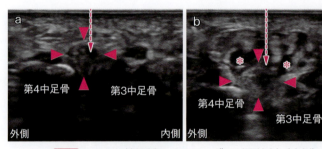

図35 モートン神経腫へのエコーガイド下注射（症例）
a：注射前、b：注射時。足部を内外側から把握して、神経腫を含む軟部組織（▼）を中足骨間から底側に突出させた状態で、交差法で注射している。本症例に対しては、1％リドカイン1 mL＋デキサメタゾン1.65 mgを注射した（--▶）。＊：薬液

し、交差法で注射する（図34、35）。助手に足部を把握してもらい、神経腫を含む軟部組織が中足骨間から突出してきた状態で注射する。

4. 注意点

足底からの注射は、強い刺入時痛を伴うため27 Gや30 Gなど細い注射針を選択したほうがよい。細い注射針を用いる際は、注射針がしなることを念頭においておく必要がある。

※ここで紹介している注射の方法は、いくつかある方法の中の一つであり、考えられうるリスクを十分に考慮して行うのであれば、異なる方法で行って構わない。たとえば、図34では短軸像を描出して交差法で注射しているが、長軸像を描出して平行法で注射してもよい。

文献

1) Reach JS, Easley ME, Chuckpaiwong B, et al.：Accuracy of ultrasound guided injections in the

foot and ankle. Foot Ankle Int **30**：239-242, 2009

2) Johnson JE, Klein SE, Putnam RM：Corticosteroid injections in the treatment of foot & ankle disorders：an AOFAS survey. Foot Ankle Int **32**：394-399, 2011

3) Kumai T, Muneta T, Tsuchiya A, et al.：The short-term effect after a single injection of high-molecular-weight hyaluronic acid in patients with enthesopathies (lateral epicondylitis, patellar tendinopathy, insertional Achilles tendinopathy, and plantar fasciitis)：a preliminary study. J Orthop Sci **19**：603-611, 2014

4) Yasui Y, Ross AW, Kennedy JG：Platelet-Rich Plasma and Concentrated Bone Marrow Aspirate in Surgical Treatment for Osteochondral Lesions of the Talus. Foot Ankle Clin **21**：869-884, 2016

5) Murawski CD, Smyth NA, Newman H, et al.：A single platelet-rich plasma injection for chronic midsubstance achilles tendinopathy：a retrospective preliminary analysis. Foot Ankle Spec **7**：372-376, 2014

6) Frost FA, Jessen B, Siggaard-Andersen J：A control, double-blind comparison of mepivacaine injection versus saline injection for myofascial pain. Lancet **1**：499-500, 1980

7) de Vos RJ, Weir A, van Schie HT, et al.：Platelet-rich plasma injection for chronic Achilles tendinopathy：a randomized controlled trial. JAMA **303**：144-149, 2010

8) Rourke K, Dafydd H, Parkin IG：Fibularis tertius：revisiting the anatomy. Clin Anat **20**：946-949, 2007

9) Calder JD, Freeman R, Pollock N：Plantaris excision in the treatment of non-insertional Achilles tendinopathy in elite athletes. Br J Sports Med **49**：1532-1534, 2015

10) Lintz F, Higgs A, Millett M, et al.：The role of Plantaris Longus in Achilles tendinopathy：a biomechanical study. Foot Ankle Surg. **17**：252-255, 2011

11) Turmo-Garuz A, Rodas G, Balius R, et al.：Can local corticosteroid injection in the retrocalcaneal bursa lead to rupture of the Achilles tendon and the medial head of the gastrocnemius muscle？ Musculoskelet Surg **98**：121-126, 2014

12) Hugate R, Pennypacker J, Saunders M, et al.：The effects of intratendinous and retrocalcaneal intra-bursal injections of corticosteroid on the biomechanical properties of rabbit Achilles tendons. J Bone Joint Surg Am **86**：794-801, 2004

13) 日本整形外科スポーツ医学会広報委員会，監：スポーツ損傷シリーズ 24. 有痛性外脛骨障害 (http://www.jossm.or.jp/series/flie/024.pdf#search=%27有痛性外脛骨障害%27)

14) Veith NT, Tschernig T, Histing T, et al.：Plantar fibromatosis-topical review. Foot Ankle Int **34**：1742-1746, 2013

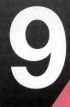

Chapter 9 脊椎領域

ぱくペインクリニック 朴　基彦

局所注射の新しい考え方

　超音波装置の普及に伴い、軟部組織を正確に同定、観察できるようになった。それとともにある種の痛みに対して、筋間や神経周囲のfasciaをターゲットとした注射が有効であることが明らかになりつつある。特に、動作時痛かつ明らかな神経分布に沿わないタイプの痛みに対して、筋膜への注射が有効なケースを多く認める。その機序に関してはまだまだ不明な点が多いが、筋膜に注射することで筋の滑走の改善、筋組織の柔軟化が得られることは臨床現場でしばしば経験する。神経周囲の注射に関しても、洗浄効果、癒着剝離および滑走改善により神経への異常信号入力を抑制することで疼痛改善が得られるのではないかと推測される。

　筋膜への注射の実例を示す（図1、2）。肩の屈曲、外転制限のある患者に対して行うものとして、僧帽筋-棘上筋および三角筋-棘下筋への注射がある。適応としては、可動域制限およびそれぞれの筋に運動時痛を自覚すること、圧痛を認めること、および筋組織の硬化を認めることである。それぞれの筋間の筋膜に注射することで疼痛および屈曲、外転可動域の改善、組織の柔軟化を期待できる。

　この手技により、これまで理学療法士任せであった軟部組織への直接介入を医師が自ら目視しながら行うことが可能となった。その点で画期的であるし、また軟部組織およびその機能異常が発痛源として強く再認識されるきっかけになるだろう。さらには、その診断および治療を行うにあたり、筋骨格系の機能解剖の重要性が今まで以上にクローズアップされるのは間違いない。この分野のますますの発展が望まれる。

　ここでは整形外科、ペインクリニック領域で可能な脊椎領域のインターベンション（関節ブロック、神経根ブロックなど）について述べる。また凍結肩に対しての画期的な治療法、サイレントマニピュレーションについて、施行方法や注意すべきポイントなどについて述べる。

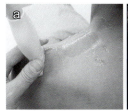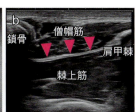

図1 僧帽筋-棘上筋の観察と注射
a：僧帽筋-棘上筋間の注射でのプローブの位置。b：筋膜（▼）を狙う。

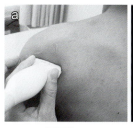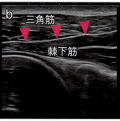

図2 三角筋-棘下筋の観察と注射
a：三角筋-棘下筋間の注射でのプローブの位置。b：筋膜（▼）を狙う。

Intervention　エコーガイド下の治療

頸椎にはC1～8まで計8つの神経根が存在し、椎間孔付近で前枝と後枝に分かれる。C1～4前枝は頸神経叢を、C5～8（+T1）前枝は腕神経叢を形成する。それぞれの後枝は後方に回り椎間関節や後方の筋肉群、皮膚などに分布している。

腕神経叢ブロック

腕神経叢の走行であるが、各神経根が斜角筋間を下行し、鎖骨近傍で一つにまとまり、鎖骨下動脈から腋窩動脈の周りを取り囲むように下行し、腋窩より遠位では橈骨神経、正中神経、尺骨神経としてそれぞれ分かれ走行するイメージを持てばわかりやすい。

1. 適応疾患（症状）

上肢の麻酔、頸椎領域の神経因性疼痛が適応となる。

2. 超音波解剖

頸部にプローブを鎖骨と平行におく。鎖骨直上でプローブを傾け鎖骨の下を覗きこむようにする（図3）と、鎖骨下動脈の外側に一塊となったぶどうの房状の腕神経叢が観察できる。ここでブロック注射を行うと鎖骨上アプローチとなる（図4）。プローブを頭側に平行移動すると一塊となっていた腕神経叢は徐々に縦に並び、前斜角筋と中斜角筋に挟まれるように3～4個の低エコー像（黒丸）として観察される（図5）。ここでブロック注射を行うと斜角筋間アプローチになる。腋窩アプローチは肩関節を90度外転

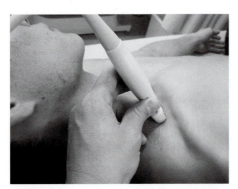

図3 プローブの位置：腕神経叢（鎖骨下）
鎖骨と平行に、鎖骨の背側を観察するようにプローブを傾ける。

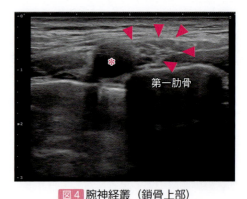

図4 腕神経叢（鎖骨上部）
鎖骨下動脈（*）の外側、第一肋骨上部に腕神経叢（▼）が観察できる。

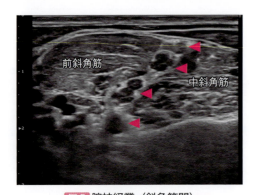

図5 腕神経叢（斜角筋間）
前斜角筋と中斜角筋の間に腕神経叢（▼）が観察される。上から順にC5、C6、C7、C8である。

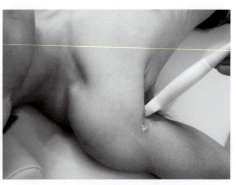

図6 プローブの位置：腕神経叢（腋窩）

Chapter 9 脊椎領域

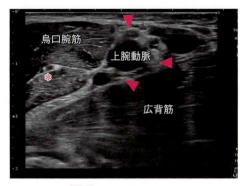

図7 腕神経叢（腋窩）
上腕動脈を取り囲むように腕神経叢（▼）が観察できる。＊：筋皮神経

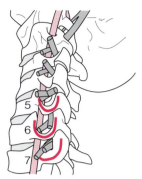

図8 頚椎横突起の形状
C7には前結節がない。

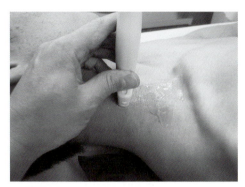

図9 プローブの位置：C6レベルの観察

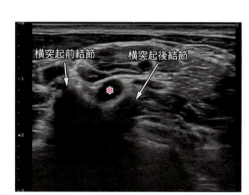

図10 C6神経根
カニの爪状の大きな横突起とその間にC6神経根（＊）が観察できる。

90度外旋位としてプローブをおく（図6）。腋窩動脈の周囲に腕神経叢が観察できるが、この位置では橈骨神経、正中神経、尺骨神経それぞれに分かれて観察される（図7）。また烏口腕筋内には正中神経からすでに分枝した筋皮神経が通常観察されるが、筋皮神経の走行には変異も多い。この位置でブロック注射を行うと腋窩アプローチとなる。

3. エコーガイド下注射

実際にブロック注射を行う際には、鎖骨上および斜角筋間アプローチでは外側より、腋窩アプローチでは頭側より、それぞれ平行法を用いて腕神経叢を穿刺する。針先を神経に接する位置まで進め、薬液を注入する。使用する針は、薬液は短時間であれば1〜2%メピバカイン、もしくはリドカイン10〜20 mL、長時間であれば、ロピバカイン、レボブピバカインを使用する。

4. 注意点

斜角筋間アプローチでは横隔神経麻痺は必発と考えたほうがよいので健側肺の機能低下が疑われる症例では斜角筋間アプローチは避けるべきである。またどのアプローチを行うにしても、頚部には血管が豊富であるので、血管穿刺および血管内注入を避けるためにプレスキャンでしっかり確認しておくことが重要である。

頚部神経根ブロック

1. 適応疾患（症状）

頚椎椎間板ヘルニアなどの頚部根性疼痛が適応となる。

2. 超音波解剖

まず腕神経叢を観察していた位置よりプロー

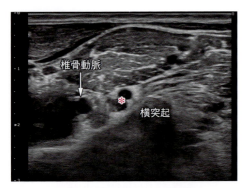

図11 C7 神経根（＊）の観察
内側に椎骨動脈、外側には横突起が観察される。

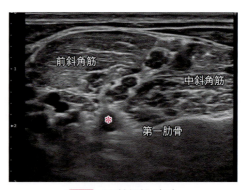

図12 C8 神経根（＊）
第一肋骨上に直接観察できる。

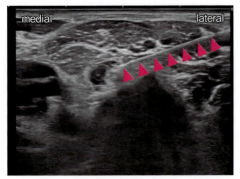

図13 C7 ルート
▼：注射針

ブを頭側に平行移動させると各神経根が横突起の結節間溝から椎間孔に入っていくのが観察される。神経根レベルの同定には横突起の形状が役立つ。同定の決め手は、C6 の横突起は大きな前結節および後結節を持つのに対し、C7 の横突起には前結節がないこと、である（図8）。C6 では神経根は前結節と後結節がカニの爪状の結節間溝の間に低エコー像として観察される（図9、10）。C7 では神経根は前結節のない斜め形状の横突起上に観察され、その内側には椎骨動脈が観察されるのも特徴である（図11）（椎骨動脈は通常 C6 レベルで横突孔より椎体内に入るので C6 レベルでは観察されない）。さらに C8 も特徴的で、第一肋骨上に直接観察されるので、見え方を知っていると同定に役立つ（図12）。以上を念頭に、鎖骨上部→斜角筋間→C8→C7→C6 と順に確認していくと各神経根の

同定は容易に行うことが可能である。ただし、注意点が2つある。椎骨動脈の破格と C7 横突起の変異である。通常 C6 椎体横突孔に進入する椎骨動脈が C5 椎体（もしくはそれ以外）の横突孔に進入する破格があり、そのような場合には C6 横突起内側に椎骨動脈が観察される。また C7 横突起にも大きな前結節を認める変異も時にみられる。

3．エコーガイド下注射

ターゲットとなる神経根を横突起レベルで同定し、25 G 38 mm 針を使用し外側より平行法で穿刺する。針先端を神経に接する位置まで進め、薬液を注入する。薬液は1％メピバカインもしくはリドカイン 1.5 mL＋デキサメタゾン 1.65 mg を注入する（図13）。

4．注意点

神経を串刺しするように針先端を神経内まで進めるのは神経損傷のリスクがあるので避けることが重要である。針先端が神経周膜をわずかに貫くが薬液注入時には明らかな薬液の漏れがなく患者は明らかな放散痛を訴えないのが望ましい注入といえる。

頸神経叢ブロック

1．適応疾患（症状）

頸神経叢支配領域の麻酔、鎮痛が適応となる。

2．超音波解剖

腕神経叢の項で示したように神経根レベルの

Chapter 9 脊椎領域

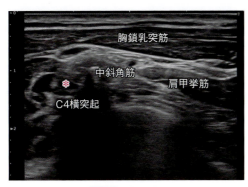

図14 頸神経叢
C4の横突起と、胸鎖乳突筋と肩甲挙筋、中斜角筋を示す。ブロックの際に胸鎖乳突筋の背側に針を進める。＊：C4神経根

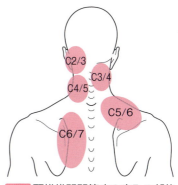

図15 頸椎椎間関節症の痛みの部位
(Dwyer A, Aprill C, Bogduk N：Cervical zygapopyseal joint pain patterns. I：A study in normal volunteers. Spine 15：453-457, 1990 より引用して改変)

同定をさらに上位でも行う。C5横突起はC6より小さいカニの爪形（U字形）であり、C4はさらに小さいU字形状である。より上位に行くに従ってU字の中央のくぼみが小さくなり平らな形状になっていく。C4レベルでのエコー像を示す（図14）。頸神経叢ブロックはこのレベルで行う。頸神経叢の腹側は胸鎖乳突筋、背側は中斜角筋もしくは肩甲挙筋で、胸鎖乳突筋の外縁から皮枝のみが皮下に出てくる。したがって皮枝のみブロック（浅頸神経叢ブロック）注射するには胸鎖乳突筋の外縁で薬液を注入する。皮枝だけでなく筋枝もブロック（深頸神経叢ブロック）注射したい場合には、頸神経叢の存在する位置（胸鎖乳突筋の背側で中斜角筋もしくは肩甲挙筋の腹側の部位）に薬液を注入すればよい。

3．エコーガイド下注射

外側より平行法で穿刺し、短時間であれば1％メピバカインもしくはリドカイン5〜6 mL、長時間であればロピバカインやレボブピバカインを使用する。

頸椎椎間関節ブロック

1．適応疾患（症状）

頸椎椎間関節症が適応となる。頸椎椎間関節症は頸部痛、肩痛、肩甲間部痛といったさまざまな痛みを引き起こす。診断の手がかりとなるのは頸部の回旋や側屈といった運動時の痛みおよび各椎間関節部の圧痛である（図15）[1]。

2．超音波解剖

椎間関節の観察であるが、まず頸部神経根ブロックの要領で各横突起を同定する。プローブを背側に平行移動させると該当する横突起と同レベルの関節柱が横突起と骨の連続性を保った状態で観察できる（図16）。プローブをやや頭側に平行移動させると、同レベルの上関節突起と一つ上位レベル椎体の下関節突起からなる椎間関節が観察できる（図17）。

3．エコーガイド下注射

平行法で外側（背側）より穿刺し薬液を注入する。薬液量は1箇所につき1％メピバカイン1 mL＋デキサメタゾン0.83 mgとする。

4．注意点

関節内に針先端を進めるのは難しいケースがあるが、関節柱を針で突きすぎると針先端の変形や周囲組織の損傷が起こり得るので、そのようなケースではあまり無理をせず関節外に注入すればよい。関節外注入でも椎間関節を支配している脊髄神経後枝内側枝はブロックされるからである。

凍結肩に対するマニピュレーション

伝達麻酔（C5/6ブロック）下で肥厚短縮した肩関節包の解離を行う手技である。また関節内

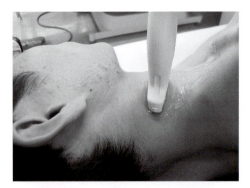
図16 プローブ位置：C5/6 椎間関節
神経根観察の位置よりプローブがより背側にある。

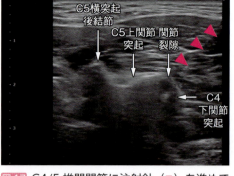
図17 C4/5 椎間関節に注射針（▼）を進めている様子
C5 横突起後結節および C5 上関節突起と C4 下関節突起の間の関節裂隙が観察できる。

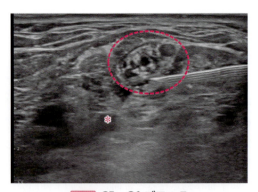
図18 C5、C6 ブロック
C5 と C6 が一体（破線部）となった上神経幹レベルでブロックを行っている。＊：C7

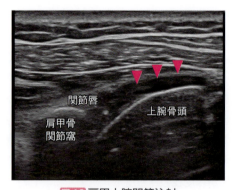
図19 肩甲上腕関節注射
関節腔の開大を認める。▼：関節腔

注射も同時に行うことでその消炎鎮痛効果も得られる。外来で施行でき、著明な鎮痛効果と可動域の改善を得ることのできる画期的な手技である。

1．適応疾患（症状）
凍結肩が適応となる。

2．超音波解剖
必要な知識はエコーガイドで行う腕神経叢ブロック斜角筋アプローチ（前述）および肩甲上腕関節注射手技である。

3．エコーガイド下注射とマニピュレーション
a. 患側上の側臥位で、腕神経叢を斜角筋間で同定し C5/6 が一体となっているレベル（上神経幹レベル）で C5、C6 をブロックする（図18）。
b. さらに同一体位のまま、肩甲上腕関節を後方より短軸で観察し、交差法で穿刺し薬液を注入する。注入により関節腔の開大を認める（図19）。

c. マニピュレーション手技
麻酔効果が十分得られたかどうかを確認する。肩関節の自動運動が不可能（上腕挙上不可）であれば、手技中に強い痛みを訴えることは通常ない。

d. 手技の手順
①肩関節を 90 度外転位にし、そこから 90 度外旋位とする（図20a）。
②90 度外転・90 度外旋位から、外旋しつつ最大屈曲位とする（図20b）。
③再び 90 度外転位から少しずつ内転させた位置で外旋する（図20c）。

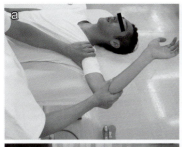
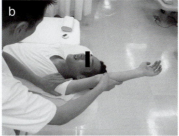
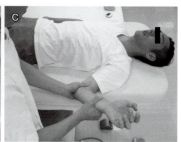
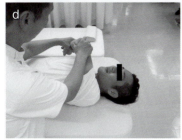
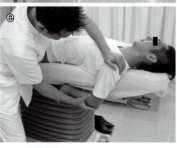

図20 マニピュレーション手技の手順

a：90度外転位からさらに90度外旋位へ動かす。力を入れすぎないこと。b：次に最大屈曲位までゆっくり動かす。c：90度外転位から少しずつ内転させ外旋させる。d：水平屈曲しつつ内旋させる。e：伸展しつつ内旋させる。

④90度外転位から水平内転する（図20d）。
⑤水平内転を行いつつ内旋する（図20d）。
⑥ベッドの端に体を移動させ伸展、続いて内旋する（図20e）。
⑦最後にもう一度①〜⑥を再度施行し全方向に関節包が解離できていることを確認する。
⑧安静にし、気分不良などないことを確認する。三角巾で固定し終了となる。

4．注意点

　斜角筋間アプローチでの腕神経叢ブロックを行っているので、患側の横隔神経麻痺は必発である。ブロック後に仰臥位で呼吸苦を訴えるケースを認めるが、ゆっくり呼吸をするよう指導し、座位にすることで軽快する。過度の外力による操作は、肩関節脱臼や上腕骨骨折などを生じる可能性があるので厳に慎み、愛護的な操作で手技を行うことが重要である。関節包が非常に硬い症例もあるが、そのようなケースでは必ずしも上記の手順にこだわらず、さまざまな方向に動かしてみて関節包が解離できる方向から行うとよい。一方向でも解離できると他の方向でも解離できるようになる。術後痛は懸念するほど強くない（NSAIDsで対応可能）ケースが大半であるが、術当日は時に強い痛みを訴えることもあるので、患者には早期の鎮痛薬投与を推奨しておくべきである。また術後にC5神経麻痺が発症するケースを経験した（1/1,500例）が一過性のものであり、完全に回復した。この麻痺については、神経ブロックが原因ではなく、マニピュレーション手技自体と解剖学的な問題に起因する麻痺であると推定している。

仙骨硬膜外ブロック

1．適応疾患（症状）

　仙骨部以下の麻酔、腰仙部の疼痛疾患全般が適応となる。

2．超音波解剖

　両側の上後腸骨棘を触知しその2点と正三角形をなす点が仙骨裂孔の位置である。その付近にプローブを体軸に平行（短軸）に当てる（図21）。すると左右に仙骨角が観察されその間をつなぐように仙尾靭帯が観察される。仙尾靭帯と仙骨面との間が仙骨硬膜外腔である（図22）。

3．エコーガイド下注射

　短軸で観察しながら交差法で穿刺する。仙尾

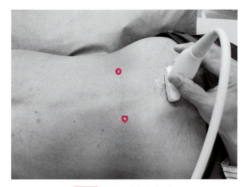

図21 仙骨裂孔の観察
赤い丸印は上後腸骨棘を示す。

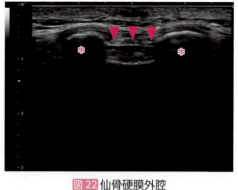

図22 仙骨硬膜外腔
左右の仙骨角（＊）と仙尾靭帯（▼）、その下の仙骨硬膜外腔が観察できる。

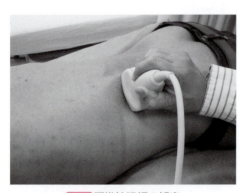

図23 腰椎神経根の観察
内側を観察できるようプローブが斜めに当たっている。

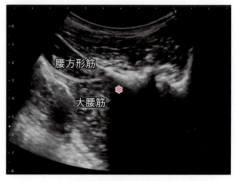

図24 横突起レベル
＊：L4 横突起。

靭帯を貫いた位置に針先端を確認し薬液を注入する。薬剤は0.5％メピバカインもしくはリドカイン10 mL＋デキサメタゾン1.65 mgを使用する。

4．注意点

仙骨硬膜外腔は血管が豊富であるので、薬液が血管内に注入されてしまう可能性を常に念頭に置くことが大切である。高齢者では尿失禁、便失禁のリスクがあるので、より低濃度で行うべきである。

腰部神経根ブロック（L1～4）

1．適応疾患（症状）

腰椎椎間板ヘルニアなどの神経根性疼痛が適応となる。

2．超音波解剖

コンベックスプローブを腰部に、体軸に平行でエコービームが外側より内側に向かうように当てる（図23）。観察されるのは棘突起、関節突起、横突起と脊柱起立筋、腰方形筋、大腰筋などである。プローブを頭側より尾側に平行移動すると、横突起→椎間孔→横突起→椎間孔と順に観察できる（図24、25）。腰椎椎体レベルの同定であるが、プローブを上部より下部に平行移動し、最下部の第12肋骨（T12）を観察できたら、その下に現れる横突起がL1であることがわかる。そこからプローブを平行移動させL1→L2→L3と順に同定していく（図26）。椎間孔レベルでは関節突起の腹側、大腰筋の内側に高エコーの神経根が観察できる。

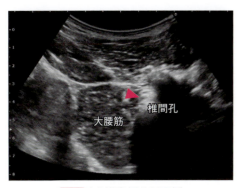

図25 L4 横突起より尾側
椎間孔と L4 神経根（▼）が観察できる。

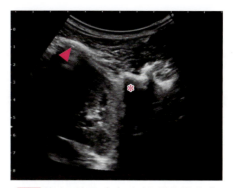

図26 第12肋骨（▼）と L1 横突起（＊）

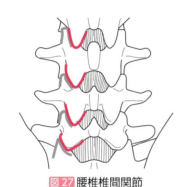

図27 腰椎椎間関節
━：下関節突起、━：上関節突起

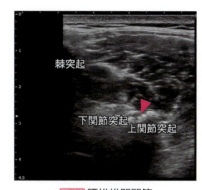

図28 腰椎椎間関節
棘突起、上位椎体の下関節突起と当該椎体の
上関節突起およびその間の関節裂隙（▼）が
観察できる。

3. エコーガイド下注射

ターゲットとする椎体の椎間孔レベルを描出し、針をプローブの内側もしくは外側から平行法で穿刺する。神経に接するように針を進め、造影剤を注入し造影所見を確認した後に薬液を注入する。薬剤は 1% メピバカインもしくはリドカイン 1.5 mL ＋ デキサメタゾン 1.65 mg とする。

4. 注意点

腰部神経根ブロックは穿刺部位がかなり深く、エコー単独では難しいケースも多いので、合併症予防の観点からも必ず透視装置併用で造影所見を確認し薬剤注入するのが望ましい。また L5/S 椎間孔は腸骨の存在によりエコー観察が難しいケースが多いので、そのような場合 L5 ルートブロックはエコーでは困難である。

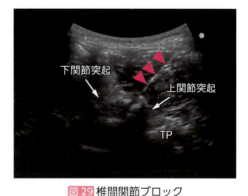

図29 椎間関節ブロック
上位椎体の下関節突起、当該椎体の上関節突起からなる関節裂隙に注射針（▼）が刺入されている。

腰椎椎間関節ブロック

腰椎椎間関節は上位椎体の下関節突起と下位椎体の上関節突起からなる関節であり、腰臀部

痛の発痛源とされている（図27）。

1. 適応疾患（症状）

腰椎椎間関節症が適応となる。

2. 超音波解剖

患者が痩せ型ならばリニアプローブで観察可能だが、コンベックスプローブが必要なケースが多い。腰部神経根ブロック注射の項で示したようにして短軸で腰椎のレベルを同定する（もしくは短軸でL5/S椎間関節を描出し上方にプローブを平行移動させ順に同定してもよい）。コンベックスプローブは腰部に垂直に当て、ターゲットとする椎間関節を描出する（図28）。例えばL2横突起を同定し、その内側、尾側に現れるのはL2/3椎間関節である。

3. エコーガイド下注射

短軸で観察し外側から平行法で、もしくは交差法で椎間関節を穿刺し、薬液を注入する（図29）。薬剤は片側1椎間につき1%メピバカインもしくはリドカイン1 mL＋デキサメタゾン0.83 mgとする。

4. 注意点

頸椎と同様、関節内にうまく針先端が進まない場合には無理せず関節外注入で終えてもよい。その場合には脊髄神経後枝内側枝ブロック注射となる。

文献

1) Dwyer A, Aprill C, Bogduk N：Cervical zygapophyseal joint pain patterns. I：A study in normal volunteers. Spine **15**：453-457, 1990

索引

○欧文

E

enthesopathy ································ 35

F

Frohse のアーケード ···················· 31

H

hydro-release ·························· 29

I

in line ······························· 11

O

out of line ·························· 11

P

paraneural sheath ·················· 39
prolotherapy ······················· 29

○和文

あ

アキレス腱 ·························· 74
アキレス腱滑液包 ···················· 76

う

烏口下滑液包 ···················· 17, 22

え

腋窩神経 ···························· 21
エコーガイド下注射 ···················· 9
エコー機器 ·························· 13
エコー機器の位置 ···················· 11

か

外脛骨 ···························· 79
外側上顆炎 ···················· 33, 36
外側大腿皮神経 ···················· 57
鵞足包 ···························· 61, 64
滑液包 ···························· 61
関節リウマチ ···················· 46

き

狭窄性腱鞘炎 ·························· 44
共同腱 ···························· 30
棘下筋 ···························· 17, 24
距骨下関節 ·························· 77
距腿関節 ···························· 72

く

屈筋腱滑膜炎 ·························· 44

け

頸椎椎間関節症 ···················· 91

97

頸椎椎間関節ブロック …………… 91	
頸椎椎間板ヘルニア ……………… 89	
頸部神経根ブロック ……………… 89	
腱交叉症候群 ……………………… 52	
肩甲上神経 …………………… 24, 27	
腱板疎部 ……………………… 17, 22	
肩峰下滑液包 ………………… 17, 18	

せ

石灰沈着性腱板炎 …………… 17, 19
ゼリー ………………………………… 15
仙骨角 ………………………………… 60
仙骨硬膜外ブロック ……………… 93
仙骨裂孔 ……………………………… 60
穿刺角度 ……………………………… 11
浅膝蓋下・深膝蓋下包 ……… 61, 62
仙腸関節 ……………………………… 59
仙尾靱帯 ……………………………… 60

こ

後脛骨筋腱 …………………………… 79
交差法 ………………………………… 10
高周波リニアプローブ ……… 14, 55
後仙腸靱帯 …………………………… 59
股関節 ………………………………… 56
コンベックスプローブ …………… 14

そ

足底筋腱 ……………………………… 75
足底腱膜 ……………………………… 81
足部・足関節 ………………………… 71
鼠径管部 ……………………………… 57
足根管 ………………………………… 78
足根洞 ……………………………… 77

さ

三角骨 ………………………………… 72

た

大腿神経 ……………………………… 57
多重エコー …………………………… 11
弾発指 ………………………………… 44

し

膝窩部痛 ……………………………… 61
膝関節外注射 ………………………… 61
膝前方部痛 …………………………… 62
四辺形間隙（quadrilateral space：QLS）
……………………………… 17, 25
脂肪体 ………………………………… 62
尺骨神経 ……………………… 30, 38
手根管症候群 ………………………… 48
手台 …………………………………… 16
小円筋 ………………………… 17, 24
上腕三頭筋長頭腱 …………… 17, 24
上腕二頭筋長頭腱 …………… 17, 21

ち

超音波解剖 …………………………… 62
腸脛靱帯 ……………………… 61, 65
長母趾屈筋腱 ………………………… 72
腸腰筋コンパートメント ………… 57

と

凍結肩 ………………………………… 91
橈骨神経 ……………………… 31, 40

ドケルバン病 ·········· 45
トリガーポイント注射 ·········· 29

な

内側上顆炎 ·········· 33, 37
内側側副靱帯損傷 ·········· 33

は

針強調機能 ·········· 14
半膜様筋包 ·········· 61, 66

ひ

腓骨筋腱 ·········· 79
腓骨膝窩筋包 ·········· 61, 68

ふ

プレスキャン ·········· 9
プローブ ·········· 14
プローブの持ち方 ·········· 9
ブロック針 ·········· 15

へ

平行法 ·········· 10

ヘバーデン結節 ·········· 46
変形性手関節症 ·········· 51

ほ

傍関節唇嚢胞 ·········· 56
母指 CM 関節症 ·········· 47
母趾種子骨 ·········· 82

も

モートン神経腫 ·········· 83

よ

腰椎椎間関節症 ·········· 96
腰椎椎間板ヘルニア ·········· 94
腰部神経根ブロック ·········· 94

り

梨状筋 ·········· 58

わ

腕神経叢ブロック ·········· 88

© 2019 第 1 版発行 2019 年 7 月 31 日

攻める！ エコーガイド下運動器治療

検 印
省 略

編著 髙　橋　　周

発行者　　　　　林　　峰　子
発行所　　　　株式会社 新興医学出版社
〒113-0033　東京都文京区本郷6丁目26番8号
電話　03(3816)2853　　FAX　03(3816)2895

（定価はカバーに
表示してあります）

印刷　三報社印刷株式会社　　ISBN978-4-88002-784-5　　郵便振替　00120-8-191625

・本書の複製権・翻訳権・上映権・譲渡権・公衆送信権（送信可能化権を含む）
は株式会社新興医学出版社が保有します。
・本書を無断で複製する行為（コピー，スキャン，デジタルデータ化など）は，
著作権法上での限られた例外（「私的使用のための複製」など）を除き禁じら
れています。研究活動，診療を含み業務上使用する目的で上記の行為を行う
ことは大学，病院，企業などにおける内部的な利用であっても，私的使用には
該当せず，違法です。また，私的使用のためであっても，代行業者等の第三者
に依頼して上記の行為を行うことは違法となります。
・JCOPY 〈出版者著作権管理機構　委託出版物〉
本書の無断複製は著作権法上での例外を除き禁じられています。複製される
場合は，そのつど事前に，出版者著作権管理機構（電話 03-5244-5088，FAX
03-5244-5089，e-mail：info@jcopy.or.jp）の許諾を得てください。